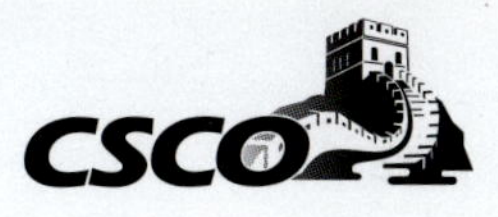

中国临床肿瘤学会（CSCO）

食管癌诊疗指南 2025

GUIDELINES OF CHINESE SOCIETY OF CLINICAL ONCOLOGY (CSCO)

ESOPHAGEAL CANCER

中国临床肿瘤学会指南工作委员会　组织编写

人民卫生出版社

·北　京·

图书在版编目（CIP）数据

中国临床肿瘤学会（CSCO）食管癌诊疗指南．2025 / 中国临床肿瘤学会指南工作委员会组织编写. -- 北京 ： 人民卫生出版社，2025. 8（2025. 10 重印）. -- ISBN 978-7-117-38364-6

Ⅰ. R735. 1-62

中国国家版本馆 CIP 数据核字第 2025KZ9815 号

中国临床肿瘤学会（CSCO）食管癌诊疗指南 2025

Zhongguo Linchuang Zhongliu Xuehui（CSCO）Shiguan'ai Zhenliao Zhinan 2025

组织编写：中国临床肿瘤学会指南工作委员会
出版发行：人民卫生出版社（中继线 010-59780011）
地　　址：北京市朝阳区潘家园南里 19 号
邮　　编：100021
E - mail：pmph @ pmph.com
购书热线：010-59787592　010-59787584　010-65264830
印　　刷：北京顶佳世纪印刷有限公司
经　　销：新华书店
开　　本：787 × 1092　1/32　　印张：4
字　　数：107 千字
版　　次：2025 年 8 月第 1 版
印　　次：2025 年 10 月第 2 次印刷
标准书号：ISBN 978-7-117-38364-6
定　　价：48.00 元
打击盗版举报电话：010-59787491　E-mail：WQ @ pmph.com
质量问题联系电话：010-59787234　E-mail：zhiliang @ pmph.com
数字融合服务电话：4001118166　E-mail：zengzhi @ pmph.com

中国临床肿瘤学会指南工作委员会

中国临床肿瘤学会（CSCO）

食管癌诊疗指南

2025

组　　长 李　印　王绿化　黄　镜

副 组 长 韩泳涛　傅剑华　曹国春　沈　琳

秘　　书 秦建军　王　鑫　张　博

专 家 组（以姓氏汉语拼音为序）（*执笔人）

曹国春* 江苏省肿瘤医院肿瘤内科
曹建忠 山西省肿瘤医院放疗科
陈　椿 福建医科大学附属协和医院胸外科
陈俊强 福建省肿瘤医院放疗科
陈龙奇 四川大学华西医院胸外科
范诚诚 河南省肿瘤医院放疗科
傅剑华* 中山大学肿瘤防治中心胸外科
高社干 河南科技大学第一附属医院内镜科

葛 红 河南省肿瘤医院放疗科
龚新雷 中国人民解放军东部战区总医院秦淮医疗区肿瘤内科
韩 璐 中国人民解放军总医院肿瘤内科
韩泳涛 四川省肿瘤医院胸外科
何 苡 河南省人民医院胸外科
何义富* 安徽省肿瘤医院肿瘤内科
贺 舜* 中国医学科学院肿瘤医院内镜科
侯晓彬 中国人民解放军总医院胸外科
胡 坚 浙江大学医学院附属第一医院胸外科
黄 镜* 中国医学科学院肿瘤医院内科
黄 伟 山东省肿瘤医院胸部放疗科
黄章洲* 福建省肿瘤医院肿瘤内科
姬发祥 青海大学附属医院肿瘤内科
江 浩 蚌埠医科大学第一附属医院放疗科

姜　涛　中国人民解放军空军军医大学唐都医院胸外科
姜　威*　中国医学科学院肿瘤医院深圳医院放疗科
姜宏景　天津医科大学肿瘤医院胸外科
蒋　峰　江苏省肿瘤医院胸外科
蒋友华　浙江省肿瘤医院胸外科
康明强　福建医科大学附属协和医院胸外科
寇小格*　新乡医学院第一附属医院肿瘤内科
冷雪峰　四川省肿瘤医院胸外科
李　斌　兰州大学第二医院胸外科
李　印*　中国医学科学院肿瘤医院胸外科
李宝生　山东省肿瘤医院放疗科
李鹤成　上海交通大学医学院附属瑞金医院胸外科
李小兵　安阳市肿瘤医院胸外科
李志刚*　上海市胸科医院胸外科

廉建红　山西省肿瘤医院胸外科

梁　军　中国医学科学院肿瘤医院深圳医院放疗科

廖小莉　广西医科大学附属肿瘤医院肿瘤内科

刘　波　山东省肿瘤医院肿瘤内科

刘　慧　中山大学肿瘤防治中心放疗科

刘　琳　东南大学附属中大医院肿瘤内科

刘　莺*　河南省肿瘤医院肿瘤内科

刘先本　河南省肿瘤医院胸外科

柳硕岩*　福建省肿瘤医院胸外科

路　平　新乡医学院第一附属医院肿瘤内科

吕家华　四川省肿瘤医院放疗科

骆卉妍　中山大学肿瘤防治中心肿瘤内科

马建群*　哈尔滨医科大学附属肿瘤医院胸外科

马少华　北京大学肿瘤医院胸外科

马业罡　辽宁省肿瘤医院胸外科
庞青松　天津医科大学肿瘤医院放疗科
秦建军*　中国医学科学院肿瘤医院胸外科
邱　波　中山大学肿瘤防治中心放疗科
邱　红　华中科技大学同济医学院附属同济医院肿瘤科
尚晓滨　中国医学科学院肿瘤医院胸外科
沈　琳　北京大学肿瘤医院肿瘤内科
沈文斌　河北医科大学第四医院放疗科
盛延兴　聊城市人民医院放疗科
束永前　江苏省人民医院肿瘤内科
宋　岩　中国医学科学院肿瘤医院内科
谭黎杰*　复旦大学附属中山医院胸外科
唐　勇　新疆医科大学附属肿瘤医院肿瘤内科
田　辉　山东第一医科大学第一附属医院胸外科

田子强　河北医科大学第四医院胸外科
王　枫　福建省肿瘤医院胸外科
王　峰[*]　郑州大学第一附属医院肿瘤内科
王　晖　湖南省肿瘤医院放疗科
王　军[*]　河北医科大学第四医院放疗科
王　鑫[*]　中国医学科学院肿瘤医院放疗科
王绿化　中国医学科学院肿瘤医院深圳医院放疗科
王奇峰[*]　四川省肿瘤医院放疗科
吴式琇　温州医科大学附属第二医院放疗科
习　勉　中山大学肿瘤防治中心放疗科
夏　金　安阳市肿瘤医院肿瘤科
相加庆　复旦大学附属肿瘤医院胸外科
肖菊香　西安交通大学第一附属医院肿瘤内科
徐向升　北京大学国际医院放疗科

许建萍* 中国医学科学院肿瘤医院内科
薛丽燕* 中国医学科学院肿瘤医院病理科
闫小龙 中国人民解放军空军军医大学唐都医院胸外科
杨　弘 中山大学肿瘤防治中心胸外科
杨　升 福建医科大学附属协和医院肿瘤内科
姚　方* 中国医学科学院肿瘤医院内镜科
喻本桐 南昌大学第一附属医院胸外科
袁　勇 四川大学华西医院胸外科
张　博* 中国医学科学院肿瘤医院内科
张　力 重庆大学附属三峡医院消化科
张　莉 华中科技大学同济医学院附属协和医院肿瘤科
张　铭* 上海市胸科医院中西医结合科
张广健 西安交通大学第一附属医院胸外科
张仁泉* 中国科学技术大学附属第一医院胸外科

张瑞祥　中国医学科学院肿瘤医院胸外科
张艳桥　哈尔滨医科大学附属肿瘤医院肿瘤内科
章文成　天津医科大学肿瘤医院放疗科
赵　军　苏州大学附属第一医院胸外科
赵建东　复旦大学附属肿瘤医院放射治疗中心
赵快乐　复旦大学附属肿瘤医院放疗科
郑安平　安阳市肿瘤医院放疗科
郑向鹏　复旦大学附属华东医院放疗科
周　进　四川省肿瘤医院肿瘤内科
朱　军　江苏省肿瘤医院放疗科
朱向帜*　江苏省肿瘤医院放疗科
祝淑钗　河北医科大学第四医院放疗科
祝子逸　浙江大学医学院附属邵逸夫医院胸外科
庄　武　福建省肿瘤医院肿瘤内科

前言

基于循证医学证据、兼顾诊疗产品的可及性、吸收精准医学新进展，制定中国常见恶性肿瘤的诊断和治疗指南，是中国临床肿瘤学会（CSCO）的基本任务之一。近年来，临床诊疗指南的制定出现新的趋向，即基于诊疗资源的可及性，这尤其适合于发展中国家，以及地区差异性显著的国家和地区。中国是幅员辽阔、地区经济和学术发展不平衡的发展中国家，CSCO 指南需要兼顾地区发展差异、药物和诊疗手段的可及性及肿瘤治疗的社会价值三个方面。因此，CSCO 指南的制定，要求每一个临床问题的诊疗意见根据循证医学证据和专家共识度形成证据类别，同时结合产品的可及性和效价比形成推荐等级。证据类别高、可及性好的方案，作为Ⅰ级推荐；证据类别较高、专家共识度稍低，或可及性较差的方案，作为Ⅱ级推荐；临床实用，但证据类别不高的，作为Ⅲ级推荐。CSCO 指南主要基于国内外临床研究成果和 CSCO 专家意见，确定推荐等级，以便于大家在临床实践中参考使用。CSCO 指南工作委员会相信，基于证据、兼顾可及、结合意见的指南，更适合我国的临床实际。我们期待得到大家宝贵的反馈意见，并将在指南更新时认真考虑、积极采纳合理建议，保持 CSCO 指南的科学性、公正性和时效性。

中国临床肿瘤学会指南工作委员会

目录

CSCO 诊疗指南证据类别

证据特征			CSCO 专家共识度
类别	水平	来源	
1A	高	严谨的 meta 分析、大型随机对照研究	一致共识 （支持意见 ≥ 80%）
1B	高	严谨的 meta 分析、大型随机对照研究	基本一致共识 （支持意见 60%~<80%）
2A	稍低	一般质量的 meta 分析、小型随机对照研究、设计良好的大型回顾性研究、病例 - 对照研究	一致共识 （支持意见 ≥ 80%）
2B	稍低	一般质量的 meta 分析、小型随机对照研究、设计良好的大型回顾性研究、病例 - 对照研究	基本一致共识 （支持意见 60%~<80%）
3	低	非对照的单臂临床研究、病例报告、专家观点	无共识，且争议大 （支持意见 <60%）

CSCO 诊疗指南推荐等级

推荐等级	标准
Ⅰ级推荐	**1A 类证据和部分 2A 类证据** CSCO 指南将 1A 类证据，以及部分专家共识度高且在中国可及性好的 2A 类证据，作为Ⅰ级推荐。具体为：适应证明确、可及性好、肿瘤治疗价值稳定，纳入《国家基本医疗保险、工伤保险和生育保险药品目录》的诊治措施
Ⅱ 级推荐	**1B 类证据和部分 2A 类证据** CSCO 指南将 1B 类证据，以及部分在中国可及性欠佳，但专家共识度较高的 2A 类证据，作为Ⅱ级推荐。具体为：国内外随机对照研究，提供高级别证据，但可及性差或者效价比不高；对于临床获益明显但价格较贵的措施，考虑患者可能获益，也可作为Ⅱ级推荐
Ⅲ 级推荐	**2B 类证据和 3 类证据** 对于某些临床上习惯使用，或有探索价值的诊治措施，虽然循证医学证据相对不足，但专家组意见认为可以接受的，作为Ⅲ级推荐

1　食管癌的诊断原则

1.1 无症状健康人群的食管癌筛查

临床评估	Ⅰ级推荐	Ⅱ级推荐	Ⅲ级推荐
一般人群			年龄≥40岁，具有吸烟、饮酒、进食过快、喜食高温食物、饮浓茶等不良生活习惯，行内镜下食管黏膜碘染色
高危人群	年龄≥40岁，来自食管肿瘤高发地区，或有食管肿瘤家族史，或具有食管癌高危因素（吸烟、重度饮酒[1-3]、头颈部或呼吸道鳞癌[4-5]、喜食高温及腌制食物[6-7]、口腔卫生状况不良等）为高危人群，行内镜下食管黏膜碘染色[a]	年龄≥40岁，具有食管癌高危因素（失弛缓症和腐蚀性狭窄[8]、胼胝症、肥胖[9]）为高危人群，每1~3年进行一次内镜下食管黏膜碘染色	对于筛查患者病理为重度异型增生，拒绝行内镜下治疗者，每年行内镜下食管黏膜碘染色随访
	对于具有巴雷特食管（Barrett esophagus，BE）高危因素患者或内镜下新发现为BE患者，内镜下每隔2cm四点位活检（至少8块活检组织）[b][3, 10]		年龄≥40岁，具有食管癌高危因素（人乳头瘤病毒感染、既往胃切除术[11-12]、萎缩性胃炎、口服双膦酸盐）为高危人群，每1~3年进行一次内镜下食管黏膜碘染色

【注释】

a 若内镜下未见病灶，随访；若发现浅表性病灶，取活检评估病理情况。若病理为低级别上皮内瘤变 / 异型增生，每 3 年随访一次；若病理为高级别上皮内瘤变 / 异型增生、黏膜内癌，且未发现脉管侵犯，行内镜下治疗。如果内镜表现较活检病理结果更重，建议行精细内镜检查［包括放大内镜、窄带成像技术（NBI）、染色等］以评估病变情况、决定诊治计划[13-16]。

b 若存在洛杉矶分级诊断为 B、C、D 级别的食管炎，需要先口服质子泵抑制剂（PPI）（每日 2 次），8~12 周后再行内镜下诊断。如果没有巴雷特食管（Barrett esophagus，BE），可以终止内镜筛查。若病理诊断为 BE 不伴有异型增生，每隔 3~5 年再次行内镜检查及病理活检。若病理诊断为 BE 伴低级别上皮内瘤变 / 异型增生，则须行内镜下治疗或每年行内镜检查并每隔 1cm 行四点位活检。若病理诊断为 BE 合并高级别上皮内瘤变，则须行内镜下治疗或外科手术治疗[3]。

参考文献

［1］CHEN ZM, XU Z, COLLINS R, et al. Early health effects of the emerging tobacco epidemic in China: a 16-year prospective study. JAMA, 1997, 278 (18): 1500-1504.

［2］ISLAMI F, FEDIRKO V, TRAMACERE I, et al. Alcohol drinking and esophageal squamous cell carcinoma with focus on light-drinkers and never-smokers: a systematic review and meta-analysis. Int J Cancer, 2011, 129 (10): 2473-2484.

［3］SANDLER RS, NYRÉN O, EKBOM A, et al. The risk of esophageal cancer in patients with achalasia: a population-based study. JAMA, 1995, 274 (17): 1359-1362.

[4] SHIOZAKI H, TAHARA H, KOBAYASHI K, et al. Endoscopic screening of early esophageal cancer with the Lugol dye method in patients with head and neck cancers. Cancer, 1990, 66 (10): 2068-2071.

[5] GUHA N, BOFFETTA P, WÜNSCH FILHO V, et al. Oral health and risk of squamous cell carcinoma of the head and neck and esophagus: results of two multicentric case-control studies. Am J Epidemiol, 2007, 166 (10): 1159-1173.

[6] ISLAMI F, REN JS, TAYLOR PR, et al. Pickled vegetables and the risk of oesophageal cancer: a meta-analysis. Br J Cancer, 2009, 101 (9): 1641-1647.

[7] ISLAMI F, BOFFETTA P, REN JS, et al. High-temperature beverages and foods and esophageal cancer risk: a systematic review. Int J Cancer, 2009, 125 (3): 491-524.

[8] APPELQVIST P, SALMO M. Lye corrosion carcinoma of the esophagus: a review of 63 cases. Cancer, 1980, 45 (10): 2655-2658.

[9] TURATI F, TRAMACERE I, LA VECCHIA C, et al. A meta-analysis of body mass index and esophageal and gastric cardia adenocarcinoma. Ann Oncol, 2013, 24 (3): 609-617.

[10] SHAHEEN NJ, FALK GW, IYER PG, et al. ACG clinical guideline: diagnosis and management of Barrett's esophagus. Am J Gastroenterol, 2016, 111 (1): 30-50.

[11] TACHIBANA M, ABE S, YOSHIMURA H, et al. Squamous cell carcinoma of the esophagus after partial gastrectomy. Dysphagia, 1995, 10 (1): 49-52.

[12] ISLAMI F, SHEIKHATTARI P, REN JS, et al. Gastric atrophy and risk of oesophageal cancer and gastric cardia adenocarcinoma: a systematic review and meta-analysis. Ann Oncol, 2011, 22 (4): 754-760.

[13] WEI WQ, CHEN ZF, HE YT, et al. Long-term follow-up of a community assignment, one-time endoscopic screening study of esophageal cancer in China. J Clin Oncol, 2015, 33 (17): 1951-1957.

[14] 中华医学会消化内镜学分会，中国抗癌协会肿瘤内镜学专业委员会．中国早期胃癌筛查及内镜诊治共识意见

(2014 年 4 月 · 长沙). 胃肠病学 , 2014, 7 (7): 408-427.
[15] WANG GQ, WEI WQ, QIAO YL. Practice and experience of screening, early detection and treatment for esophageal cancer. China Cancer, 2010, 19 (1): 4-8.
[16] CHANG-CLAUDE J, BECHER H, BLETTNER M, et al. Familial aggregation of oesophageal cancer in a high incidence area in China. Int J Epidemiol, 1997, 26 (6): 1159-1165.

1.2 诊断基本原则

目的	Ⅰ级推荐	Ⅱ级推荐	Ⅲ级推荐
诊断	内镜 + 活检[a]	食管气钡双重对比造影[b] （颈部）胸部增强 CT	
分期诊断 （内镜病理检查确诊者）	（颈部）胸部 / 腹部增强 CT 盆腔增强 CT[c] 颈部超声 超声内镜（EUS） （超声）支气管镜（临床有提示时）[c]	（颈部）胸部 / 腹部平扫 CT 颈部超声及腹部 （盆腔）超声	胸部（食管）平扫 + 增强 MRI[c]
分期诊断[c] （超声怀疑淋巴结转移或 CT 怀疑肝转移者）	超声引导下淋巴结穿刺 腹部平扫及增强 MRI[d]		
分期诊断 （上述影像学检查怀疑转移但无法定性）		PET/CT[e，f]	
重大治疗决策前检查[e]		PET/CT[f]	

【注释】

a 已知患者存在临床显性食管肿物造成严重梗阻者，内镜检查时须警惕穿孔风险，但内镜也有助于鉴别诊断和缓解梗阻[1]。

b 如果患者不具备条件或拒绝内镜检查，食管气钡双重对比造影及胸部增强 CT 检查可作为筛选和诊断方法选用。如果内镜不能完全检查全段食管，可使用食管气钡双重对比造影及胸部增强 CT 检查了解残余（未通过）食管[1-3]。

c 应该使用静脉注射和口服对比剂增强扫描。颈段或胸段食管癌距环咽肌<5cm 应行颈部 / 胸部 / 腹部 CT，食管胃连接部癌应行颈部 / 胸部 / 腹部 / 盆腔 CT。如果患者有 CT 静脉造影的禁忌证，可以考虑（颈部）胸部 / 腹部（盆腔）平扫 CT、颈部及腹部（盆腔）超声。推荐 CT 平扫 / 增强扫描及多角度重建影像，用于判断食管癌位置、肿瘤浸润深度、肿瘤与周围结构及器官的相对关系、区域淋巴结转移及周围血管侵犯情况。推荐颈部超声用于颈部淋巴结等转移灶的诊断与鉴别诊断；强调肺部高空间分辨率重建图像，有利于肺转移瘤的诊断与鉴别诊断。当需要判断邻近气管、支气管的肿瘤是否侵犯气管、支气管时，超声支气管镜检查优于普通支气管镜。原发灶与气管、大血管分界不清时，可以行胸部（食管）平扫 + 增强 MRI，研究显示其对 T 分期也有帮助[4-8]。

d 临床或超声怀疑颈部淋巴结转移时，可进行淋巴结穿刺；临床 CT 检查怀疑肝转移时，应进行腹部 MRI 检查，其包含 T_2 加权，DWI 加权，以及多期增强扫描序列等多种影像指标，能够明确诊断是否存在肝转移瘤[5-10]。

e 拟进行治疗决策的重大更改时；PET/CT 用于发现可能存在的更多转移灶，从而采用合适的手术治疗。

f 有条件的可以行全身 PET/CT 检查[6-9]。

g 对于可切除的食管癌，术前全身骨扫描和脑部 MRI/CT 不是必需的检查[8-10]。

参考文献

[1] DOMPER ARNAL M J, FERRÁNDEZ A Á, LANAS A Á. Esophageal cancer: risk factors, screening and endoscopic treatment in Western and Eastern countries. World J Gastroenterol, 2015, 21 (26): 7933-7943.

[2] PIFARRÉ-MONTANER P, FERNÁNDEZ-LEÓN A, DE JUAN R, et al. Impact of ^{18}F-FDG PET/CT on the therapeutic management in the initial staging of the esophageal cancer. Rev Esp Med Nucl, 2009, 28 (3): 101-105.

[3] HOLLIS A C, QUINN L M, HODSON J, et al. Prognostic significance of tumor length in patients receiving esophagectomy for esophageal cancer. J Surg Oncol, 2017, 116 (8): 1114-1122.

[4] CAI W, LU J J, XU R, et al. Survival based radiographic-grouping for esophageal squamous cell carcinoma may impact clinical T stage. Oncotarget, 2018, 9 (10): 9512-9530.

[5] RINGE K I, MEYER S, RINGE B P, et al. Value of oral effervescent powder administration for multidetector CT evaluation of esophageal cancer. Eur J Radiol, 2015, 84 (2): 215-220.

[6] 川田秀一，今井裕 . CT・MRI 検査 . 日本臨牀 , 2011, 69 (増刊号 6): 174-181.

[7] RICE T W, BLACKSTONE E H, ADELSTEIN D J, et al. Role of clinically determined depth of tumor invasion in the treatment of esophageal carcinoma. J Thorac Cardiovasc Surg, 2003, 125 (5): 1091-1102.

[8] QU J, ZHANG H, WANG Z, et al. Comparison between free-breathing radial VIBE on 3-T MRI and endoscopic ultrasound for preoperative T staging of resectable oesophageal cancer, with histopathological correlation. Eur Radiol, 2018, 28 (2): 780-787.
[9] WEI X F, CHEN X K, LU L, et al. ^{99m}Tc bone scintigraphy does not affect preoperative workup for patients with potentially resectable esophageal squamous cell carcinoma. Thorac Cancer, 2022, 13 (16): 2371-2376.
[10] WEI X, LUO P, CHEN X, et al. Is it necessary for patients with potentially resectable esophageal squamous cell cancer to receive routine preoperative brain MRI/CT？. Thorac Cancer, 2022, 13 (23): 3304-3309.

1.3 病理学诊断原则

1.3.1 病理诊断

标本类型	Ⅰ级推荐		Ⅱ级推荐	Ⅲ级推荐
	大体检查	镜下检查	免疫组织化学 / 分子病理检测	
内镜活检标本[a，b]	组织大小和数目	明确病变性质和类型 • 肿瘤 / 非肿瘤 • 良性 / 恶性 • 癌前病变[h]/ 癌 • 组织学类型[i] • 组织学分级[j]	• 用于鉴别诊断的免疫组织化学标志物检测[o] • 晚期食管胃连接部腺癌[p]应做 HER-2 免疫组织化学检测，2+ 的病例进一步行 FISH 检测 • 晚期食管胃连接部腺癌应行 MMR[q]或 MSI[r]检测 • 对拟采用 PD-1 抑制剂治疗的食管癌或食管胃连接部癌患者，推荐评估癌组织中 PD-L1 表达	• 晚期患者可考虑行 NGS 检测[s] • 可疑遗传性肿瘤综合征患者，推荐胚系突变检测[t]

标本类型	Ⅰ级推荐		Ⅱ级推荐	Ⅲ级推荐
	大体检查	镜下检查	免疫组织化学 / 分子病理检测	
内镜下切除标本[a，c] 内镜黏膜切除术（EMR）/ 内镜黏膜下剥离术（ESD）标本	标本大小、肿瘤大体分型[e]、肿瘤大小	癌前病变[h]（上皮内瘤变 / 异型增生） 高级别 / 低级别癌： • 组织学类型[i] • 组织学分级[j] • 浸润深度 / 层次 • 黏膜下层浸润深度（μm）[k] • 侧切缘和基底切缘 • 脉管侵犯[l]	用于鉴别诊断的免疫组织化学标志物检测[o]	• 可疑遗传性肿瘤综合征患者，推荐胚系突变检测[t]

病理诊断（续）

标本类型	Ⅰ级推荐		Ⅱ级推荐	Ⅲ级推荐
	大体检查	镜下检查	免疫组织化学 / 分子病理检测	
根治术标本[a，d]	标本类型 肿瘤部位 食管长度 肿瘤大体类型[e] 肿瘤大小和数目 肿瘤距离两侧切缘和环周切缘[f]的距离 淋巴结检出数目、大小[g]	组织学类型[i] 组织学分级[j] 浸润深度 / 层次 脉管侵犯[l] 神经侵犯 壁内转移 周围黏膜情况 两侧切缘 环周切缘[f] 淋巴结转移数和总数 有无淋巴结被膜外侵犯 TNM 分期[m] 新辅助治疗后根治术标本的病理学评估[n]	用于鉴别诊断的免疫组织化学标志物检测[o] 晚期食管胃连接部腺癌[p]须做 HER-2 免疫组织化学，2+ 的病例须进一步行 FISH 检测 晚期食管胃连接部腺癌应做 MMR[q]或 MSI[r]检测	• 可疑遗传性肿瘤综合征患者，推荐胚系突变检测[t]

病理诊断（续）

标本类型	Ⅰ级推荐		Ⅱ级推荐	Ⅲ级推荐
	大体检查	镜下检查	免疫组织化学 / 分子病理检测	
转移性食管癌手术 / 活检标本	同上	明确病变性质和类型	用于鉴别诊断的免疫组织化学标志物检测 [o] 晚期食管胃连接部腺癌 [p] 须做 HER-2 免疫组织化学，2+ 的病例须进一步行 FISH 检测 晚期食管胃连接部腺癌应做 MMR [q] 或 MSI [r] 检测 对拟采用 PD-1 抑制剂治疗的食管或食管胃连接部癌患者，推荐评估癌组织中 PD-L1 表达	• 可考虑行 NGS 检测 [s] • 可疑遗传性肿瘤综合征患者，推荐胚系突变检测 [t]

【注释】

a 所有标本应及时、充分固定：使用4%甲醛溶液（10%中性缓冲甲醛）固定液，活检标本应立即固定，手术切除标本尽可能在半小时内固定，建议在病理申请单或相应的信息系统上记录标本离体时间和固定时间，以备查询。固定液应超过标本体积的10倍[1]。

b 标本离体后，应由内镜医师展平，平贴在滤纸上，立即放入固定液中固定。活检黏膜全部取材，应将黏膜包于滤纸中以免丢失。取材时应滴加伊红，以利于包埋和切片时技术员辨认。包埋时须注意要将展平的黏膜立埋[1]。

c 内镜黏膜切除术（EMR）/ 内镜黏膜下剥离术（ESD）标本：应由内镜医师展平标本，黏膜面向上，固定于软木板（或泡沫板）上，标记口侧及肛侧方向，立即完全浸入足量固定液中。测量并记录标本大小（最大径 × 最小径 × 厚度），食管胃连接部标本要分别测量食管和胃的长度和宽度。记录黏膜表面的颜色、是否有肉眼可见的明显病变、病变的轮廓是否规则、有无明显隆起或凹陷、有无糜烂或溃疡等，记录病变大小（最大径 × 最小径 × 厚度）、大体分型及病变距各切缘的距离（至少记录病变与黏膜侧切缘的最小距离）。多块切除的标本宜由手术医师根据内镜下病变的轮廓 / 碘不染色轮廓（食管鳞状上皮病变）在标本固定前进行重建。应全部取材。宜涂碘识别病变区（碘不染色区）和最近侧切缘，垂直于最近侧切缘取材。黏膜侧切缘与基底切缘宜用不同颜色的墨汁或染料标记。食管胃连接部标本宜沿口侧—肛侧的方向取材。每间隔2~3mm平行切开，全部取材，按同一方向立埋。记录组织块对应的部位。建议将多块切除的标本分别编号和取材，无须考虑侧切缘的情况[1-5]。

d 根治术标本：沿肿瘤对侧打开食管壁。黏膜面向上，固定于软木板（或泡沫板）上，立即完全浸入足量固定液中。取材时记录切除食管长度、肿瘤部位、肿瘤距口侧切缘和肛侧切缘及环周切缘的距离、肿瘤特征（大体分型、大小、切面颜色、质地、浸润深度）、肿瘤是否累及食管胃连接部（累及食管胃连接部者记录肿瘤中心距食管胃连接部的距离）、肿瘤旁或肿瘤周围食管黏膜/肌壁检查所见。食管胃连接部腺癌建议采用Siewert分型（附录1.3.2.1）。必要时涂碘识别病变（碘不染色区）。食管取材可自肿瘤中心从口侧切缘至肛侧切缘取一条组织分块包埋（包括肿瘤、肿瘤旁黏膜及两端切缘），并记录组织块对应的方位（宜附照片或示意图，并做好标记）。推荐纵向（与肿瘤的关系）取两端切缘，对肿瘤距两端切缘较远者，也可横向取两端切缘。单独送检的闭合器切缘应剔除闭合器后全部取材观察。对肿瘤侵犯最深处及可疑环周切缘受累处应重点取材。推荐使用墨汁或染料标记环周切缘。对周围黏膜糜烂、粗糙或碘不染色等改变的区域或周围食管/胃壁内结节及食管胃连接部组织应分别取材。若附纵隔胸膜、肺和膈肌等其他邻近器官应观察取材。对早期食管癌或新辅助治疗后根治术标本，建议将可疑病变区和瘤床全部取材[1, 6-7]。

e 大体分型见附录1.3.2.2[1]。

f 环周切缘是指食管的基底切缘，食管全周均没有浆膜覆盖。环周切缘阳性是指环周切缘有肿瘤，建议用0、>0~<0.1cm及≥0.1cm注明肿瘤距环周切缘的距离[1, 6]。

g 送检的分组淋巴结应全部包埋取材。标准的二野或三野清扫且未经新辅助治疗的根治术标本应检出15枚以上淋巴结。若第一次未找到15枚淋巴结，建议复检[1, 6-9]。

h 食管癌的癌前病变包括鳞状细胞癌的癌前病变和腺癌的癌前病变，即鳞状上皮和腺上皮的上皮内瘤变/异型增生。“上皮内瘤变”和“异型增生”两个名词可通用[1-6]。

i 食管癌组织学分型参考2019版WHO消化系统肿瘤分类[10]（附录1.3.2.3）。

j 组织学分级：鳞状细胞癌和腺癌依据分化程度分为高分化、中分化和低分化。

k 对于黏膜下层浸润癌，如为内镜下切除标本，应测量黏膜下层浸润深度（单位为 μm），超过 200μm 的转移风险高，须补充食管切除 + 淋巴结清扫术或放化疗。

l 脉管侵犯：淋巴管 / 血管浸润（尤其是对于内镜下切除标本，如果怀疑有淋巴管 / 血管浸润，建议免疫组织化学检测 CD31、D2-40 确定是否有淋巴管 / 血管浸润；弹力纤维染色判断有无静脉侵犯）。

m 食管癌分期采用美国癌症联合会（AJCC）TNM 分期第 8 版[9]。对于腺癌，若肿瘤累及食管胃连接部，肿瘤中心在食管胃连接部食管侧者或胃侧 2cm 内者（Siewert Ⅰ型和Ⅱ型），按食管癌分期；肿瘤中心在近端胃 2cm 外（Siewert Ⅲ型）按胃癌分期。肿瘤中心虽在近端胃 2cm 内但未累及食管胃连接部者，按胃癌分期。TNM 前加前缀 “p” “c” “r” “y”，分别代表病理分期、临床分期、复发性肿瘤分期和治疗后肿瘤分期。T 后加后缀 “m” 或病灶的具体数目代表多发性原发肿瘤的分期。

n 新辅助治疗后根治术标本的病理学评估：新辅助治疗后根治术标本要充分取材，大体上没有明显肿瘤残存的病例要将瘤床全部取材。食管癌的疗效分级系统宜采用美国病理学家学会（College of American Pathologists，CAP）/ 美国国家综合癌症网络（The National Comprehensive Cancer Network，NCCN）指南的标准（附录 1.3.2.4[6-7]），推荐同时报告残存癌的比例（%）。淋巴结也要报告治疗反应情况（附录 1.3.2.4）。

o 根据鉴别目标选取，食管鳞状细胞癌典型的免疫表型为 $CK5\&6^{+}/P40^{+}/P63^{+}$，食管小细胞癌典型的免疫表型为 $Syn^{+}/ChrA^{+}/CK5\&6^{-}/P40^{-}/P63^{-}$。

p 食管胃连接部腺癌是横跨解剖学上食管胃连接部的腺癌。解剖学上食管胃连接部是指管状食管变为囊状胃的部位，即食管末端和胃的起始，相当于腹膜反折水平或希氏角或食管括约肌下缘，与组织学上的鳞柱交界不一定一致。

q 错配修复（MMR）蛋白的检测：通过免疫组织化学方法检测 4 个常见 MMR 蛋白（MLH1、MSH2、MSH6 和 PMS2）的表达，阳性表达定位于细胞核。任何一个及以上蛋白表达缺失为错配修复功能缺陷（dMMR），所有 4 个蛋白表达均阳性为错配修复功能完整（pMMR）。

r 微卫星不稳定（MSI）：建议采用美国国家癌症研究院（NCI）推荐的 5 个微卫星（MS）检测位点（BAT25、BAT26、D5S346、D2S123 和 D17S250）。判断标准为三级：所有 5 个位点均稳定为微卫星稳定（MSS），1 个位点不稳定为微卫星低度不稳定（MSI-L），2 个及 2 个以上位点不稳定为微卫星高度不稳定（MSI-H）。MSI 多由 *MMR* 基因突变及功能缺失所致，也可以通过检测 MMR 蛋白缺失来反映 MSI 状态。一般而言，dMMR 相当于 MSI-H，pMMR 相当于 MSI-L 或 MSS。

s 如条件允许，可进行二代测序（NGS）检测肿瘤突变负荷（TMB）和 *NTRK* 基因融合等。

t 对于低龄、肿瘤家族史和多原发癌患者，推荐胚系突变检测（血液或唾液 NGS 检测），推荐先检测先证者。

参考文献

[1] 中国抗癌协会肿瘤病理专业委员会 . 肿瘤病理规范化诊断标准 第 7 部分 : 食管癌病理诊断标准 .(2018-07-11)[2025-03-20]. https://news. ipathology. cn/article/2848. html.

[2] 中华医学会消化内镜学分会病理学协作组 . 中国消化内镜活组织检查与病理学检查规范专家共识 (草案). 中华消化内镜杂志 , 2014, 31 (9): 481-485.
[3] 内镜黏膜下剥离术专家协作组 . 消化道黏膜病变内镜黏膜下剥离术治疗专家共识 . 中华胃肠外科杂志 , 2012, 15 (10): 1083-1086.
[4] 中华医学会消化内镜学分会 , 中国抗癌协会肿瘤内镜专业委员会 . 中国早期食管癌筛查及内镜诊治专家共识意见 (2014 年 , 北京). 中国实用内科杂志 , 2015, 35 (4): 320-337.
[5] 中华医学会消化内镜学分会消化系早癌内镜诊断与治疗协作组 , 中华医学会消化病学分会消化道肿瘤协作组 , 中华医学会消化病学分会消化病理学组 . 中国早期食管鳞状细胞癌及癌前病变筛查与诊治共识 (2015 年・北京). 中国实用内科杂志 , 2016, 36 (1): 20-33.
[6] BURGART L J, CHOPP W V, JAIN D, et al. Cancer protocol templates of the College of American Pathologists (CAP): Protocol for the examination of specimens from patients with carcinoma of the esophagus. Version: 4. 2. 0. 1 (2022-06-12)[2025-03-20]. https://documents. cap. org/protocols/Esophagus_4. 2. 0. 1. REL_CAPCP. pdf.
[7] National Comprehensive Cancer Network. NCCN Clinical practice guidelines in onclology: esophageal and esophago-gastric junction cancers, version 2. 2023.(2023-03-10)[2025-03-20]. https://www. nccn. org/professionals/physician_gls/pdf/esophageal. pdf.
[8] ANON. The Paris endoscopic classification of superficial neoplastic lesions: esophagus, stomach, and colon: November 30 to December 1, 2002. Gastrointest Endosc, 2003, 58 (6 Suppl): S3-S43.
[9] AMIN M B, EDGE S B, GREENE F L, et al. AJCC Cancer staging manual. 8th ed. Chicago: Springer, 2017.
[10] ARENDS M J, FUKAYAMA M, KLIMSTRA D S, et al. WHO classification of tumours digestive system tumors. 5th ed. Geneva: WHO Press, 2019.

1.3.2 附录

1.3.2.1 Siewert 分型

Siewert 分型是 Siewert 等学者基于食管胃连接部的解剖学特点提出的分型，也称 Munich 分型。他们认为，远端食管腺癌和贲门腺癌应属同一种疾病，即食管胃连接部腺癌。食管胃连接部腺癌是指肿瘤中心位于解剖学上食管胃连接部（解剖学上的食管胃连接部是指管状食管变为囊状胃的部位，即食管末端和胃的起始，相当于希氏角或腹膜反折水平或食管括约肌下缘，与组织学上的鳞柱交界不一定一致）上、下各 5cm 这段范围内的腺癌，可分为 3 型。

Ⅰ型：相当于远端食管腺癌，肿瘤中心位于食管胃连接部上 1~5cm 处。

Ⅱ型：相当于贲门腺癌，肿瘤中心位于食管胃连接部上 1cm 至下 2cm 处。

Ⅲ型：相当于贲门下腺癌，肿瘤中心位于食管胃连接部下 2~5cm 处。

1.3.2.2 食管癌的大体分型

早期 / 表浅型食管癌推荐巴黎分型（同早期 / 表浅食管癌日本大体分型，即 0 型）。

隆起型（0~Ⅰ）：又可分为有蒂隆起型（0~Ⅰp）和无蒂隆起型（0~Ⅰs）。

表浅型（0~Ⅱ）：又可分为表浅隆起型（0~Ⅱa）、表浅平坦型（0~Ⅱb）和表浅凹陷型（0~Ⅱc）。同时具有表浅隆起和表浅凹陷的病灶根据表浅隆起 / 表浅凹陷的比例分为表浅凹陷 + 表浅隆起型（0~Ⅱc + Ⅱa 型）和表浅隆起 + 表浅凹陷型（0~Ⅱa + Ⅱc 型）。

凹陷（溃疡）型（0~Ⅲ）：凹陷和表浅凹陷结合的病灶根据凹陷 / 表浅凹陷的比例分为表浅凹陷 + 凹陷型（0~Ⅱc + Ⅲ型）和凹陷 + 表浅凹陷型（0~Ⅲ+ Ⅱc 型）。

进展期食管癌推荐国内分型。

髓质型：以食管壁增厚为特点，边缘呈坡状隆起。

蕈伞型：肿瘤边缘隆起，唇状 / 蘑菇样外翻，表面可伴有浅溃疡。

溃疡型：少见，此类型也可见于早期 / 表浅癌。中央有明显溃疡，通常伴有边缘隆起（与 Borrmann 分型的 2 或 3 型对应）。

缩窄型：以管腔明显狭窄为特点，患者的吞咽困难症状明显。

腔内型：少见，此类型也可见于早期 / 表浅癌。病变像蘑菇样或大息肉样，有细蒂。

1.3.2.3 食管癌 WHO 组织学类型（参照 2019 版 WHO 消化系统肿瘤分类）

组织学类型	ICD-O 编码
鳞状细胞癌，非特殊型（NOS）	8070/3
疣状癌	8051/3
梭形细胞鳞状细胞癌	8074/3
食管基底细胞样鳞癌	8083/3
腺癌，非特殊型（NOS）	8140/3
腺鳞癌	8560/3
腺样囊性癌	8200/3
黏液表皮样癌	8430/3
未分化癌，非特殊型（NOS）	8020/3
淋巴上皮瘤样癌	8082/3

食管癌 WHO 组织学类型（参照 2019 版 WHO 消化系统肿瘤分类）（续）

组织学类型	ICD-O 编码
神经内分泌肿瘤（NET），非特殊型（NOS）	8240/3
$NETG_1$	8240/3
$NETG_2$	8249/3
$NETG_3$	8249/3
神经内分泌癌（NEC）	8246/3
小细胞癌	8041/3
大细胞神经内分泌癌	8013/3
混合性神经内分泌 - 非神经内分泌癌	8154/3
复合性小细胞 - 腺癌	8045/3
复合性小细胞 - 鳞状细胞癌	8045/3

1.3.2.4 新辅助治疗后病理学评估

新辅助治疗病理反应的程度与预后密切相关。

建议按照 CAP/NCCN 指南的新辅助治疗后病理学评估标准进行评估。

诊断标准	肿瘤退缩分级[a，b]
无存活癌细胞	0（完全反应）
单个或小簇癌细胞残留	1（中度反应）
残留癌灶伴间质纤维化	2（轻度反应）
少数或无肿瘤细胞消退；大量癌细胞残留	3（反应不良）

【注释】

a 此肿瘤退缩分级只用来评估原发肿瘤。可参考 Mandard、Becker、日本食管疾病学会病理学评估标准进行评估。建议同时报告残存肿瘤细胞比例。目前淋巴结的退缩评估尚无统一标准，建议按以下 4 种情况报告：①淋巴结有治疗反应但无残存肿瘤，并报告淋巴结所在分组及个数；②淋巴结有治疗反应且有残存肿瘤，并报告淋巴结所在分组及个数；③淋巴结有转移癌但无治疗反应，并报告淋巴结所在分组及个数；④淋巴结无转移癌也无治疗反应。

b 疗效评估根据存活肿瘤细胞决定，经过新辅助治疗后出现的无肿瘤细胞的角化物或黏液湖不能认为是肿瘤残留；淋巴结内出现无肿瘤细胞的角化物或黏液湖不能认为是肿瘤转移。

1.4 分期

本指南采用国际抗癌联盟（UICC）/AJCC TNM 分期系统（2017 年第 8 版）[1]，适用于食管癌，包括鳞状细胞癌、腺癌、腺鳞癌、未分化癌、神经内分泌癌、伴神经内分泌特征的腺癌等。本分期不适用于食管的神经内分泌瘤（NET）及非上皮性肿瘤，如淋巴瘤、肉瘤、胃肠间质瘤和黑色素瘤等。

1.4.1 T、N、M 的定义

原发肿瘤（T）

T_X 原发肿瘤不能评价

T_0 没有原发肿瘤的证据

T_{is} 高级别上皮内瘤变 / 异型增生

T_1 肿瘤侵及黏膜固有层、黏膜肌层或黏膜下层

- T_{1a} 肿瘤侵及黏膜固有层或黏膜肌层
- T_{1b} 肿瘤侵及黏膜下层

T_2 肿瘤侵及固有肌层

T_3 肿瘤侵及食管纤维膜

T_4 肿瘤侵及邻近结构

- T_{4a} 肿瘤侵及胸膜、心包、奇静脉、膈肌或腹膜
- T_{4b} 肿瘤侵及其他邻近结构，如主动脉、椎体或气道

区域淋巴结（N）

N_X 区域淋巴结不能评价

N_0 无区域淋巴结转移

N_1 1~2 个区域淋巴结转移

N_2 3~6 个区域淋巴结转移

N_3 ≥7 个区域淋巴结转移

远处转移（M）

M_0 无远处转移

M_1 有远处转移

1.4.2 预后分期分组

1.4.2.1 食管鳞状细胞癌病理 TNM 分期（pTNM）预后分期分组

分期	TNM	组织学分级	部位
0	T_{is}（HGD）N_0M_0		任何部位
ⅠA	$T_{1a}N_0M_0$	高分化	任何部位
	$T_{1a}N_0M_0$	分化程度不确定	任何部位
ⅠB	$T_{1a}N_0M_0$	中或低分化	任何部位
	$T_{1b}N_0M_0$	任何分化	任何部位
	$T_{1b}N_0M_0$	分化程度不确定	任何部位
	$T_2N_0M_0$	高分化	任何部位
ⅡA	$T_2N_0M_0$	中或低分化	任何部位
	$T_2N_0M_0$	分化程度不确定	任何部位
	$T_3N_0M_0$	任何分化	下段食管
	$T_3N_0M_0$	高分化	上或中段食管

分期	TNM	组织学分级	部位
ⅡB	$T_3N_0M_0$ $T_3N_0M_0$ $T_3N_0M_0$ $T_1N_1M_0$	中或低分化 分化程度不确定 任何分化 任何分化	上或中段食管 任何部位 部位不确定 任何部位
ⅢA	$T_1N_2M_0$ $T_2N_1M_0$	任何分化 任何分化	任何部位 任何部位
ⅢB	$T_2N_2M_0$ $T_3N_{1\sim2}M_0$ $T_{4a}N_{0\sim1}M_0$	任何分化 任何分化 任何分化	任何部位 任何部位 任何部位
ⅣA	$T_{4a}N_2M_0$ $T_{4b}N_{0\sim2}M_0$ 任何 T，N_3M_0	任何分化 任何分化 任何分化	任何部位 任何部位 任何部位
ⅣB	任何 T，任何 N，M_1	任何分化	任何部位

1.4.2.2 食管腺癌 / 食管胃连接部腺癌病理 TNM 分期（pTNM）预后分期分组

分期	TNM	组织学分级
0	T_{is}（HGD[a]）N_0M_0	
ⅠA	$T_{1a}N_0M_0$ $T_{1a}N_0M_0$	高分化 分化程度不确定
ⅠB	$T_{1a}N_0M_0$ $T_{1b}N_0M_0$ $T_{1b}N_0M_0$	中分化 高或中分化 分化程度不确定
ⅠC	$T_1N_0M_0$ $T_2N_0M_0$	低分化 高或中分化
ⅡA	$T_2N_0M_0$ $T_2N_0M_0$	低分化 分化程度不确定
ⅡB	$T_1N_1M_0$ $T_3N_0M_0$	任何分化 任何分化

分期	TNM	组织学分级
ⅢA	$T_1N_2M_0$	任何分化
	$T_2N_1M_0$	任何分化
ⅢB	$T_2N_2M_0$	任何分化
	$T_3N_{1\sim2}M_0$	任何分化
ⅣA	$T_{4a}N_{0\sim1}M_0$	任何分化
	$T_{4a}N_2M_0$	任何分化
	$T_{4b}N_{0\sim2}M_0$	任何分化
	任何 T，N_3M_0	任何分化
ⅣB	任何 T，任何 N，M_1	任何分化

【注释】

a HGD，高级别上皮内瘤变 / 异型增生。

b 要达到准确分期，区域淋巴结的数目应该≥15 个。

c 肿瘤部位按照肿瘤中心的位置分段（分上、中、下段，上段 = 颈段 + 胸上段，中段 = 胸中段；下段 = 胸下段 + 腹段）。

d 若肿瘤累及食管胃连接部，肿瘤中心在食管胃连接部食管侧者或在胃侧 2cm 内者（Siewert Ⅰ型和Ⅱ型）按食管癌分期；肿瘤中心在近端胃 2cm 外者（Siewert Ⅲ型）按胃癌分期。肿瘤中心虽在近端胃 2cm 内但未累及食管胃连接部者，按胃癌分期。

e 食管基底细胞样鳞癌、梭形细胞鳞状细胞癌、小细胞癌、大细胞神经内分泌癌及未分化癌按低分化鳞状细胞癌分期。混合鳞状细胞癌成分的混合型癌（如腺鳞癌）或组织学类型不明确的按鳞状细胞癌分期。

f 目前国际上有两大食管癌 TNM 分期系统。欧美地区主导的 AJCC 第 8 版分期认为锁骨上淋巴结转移属于 M_1，腹腔干淋巴结仍然属于区域淋巴结。日本食管协会（JES）第 12 版分期将胸段食管癌发生锁骨上淋巴结转移归类为 M_{1a}，与其他远处转移 M_{1b} 相区别，而腹腔干淋巴结不是胸上段食管癌的区域淋巴结[2]。

1.4.2.3 食管鳞状细胞癌临床 TNM 分期（cTNM）预后分期分组

分期	TNM
0	T_{is}（HGD）N_0M_0
Ⅰ	$T_1N_{0\sim1}M_0$
Ⅱ	$T_2N_{0\sim1}M_0$ $T_3N_0M_0$
Ⅲ	$T_3N_1M_0$ $T_{1\sim3}N_2M_0$
ⅣA	$T_4N_{0\sim2}M_0$ 任何 T，N_3M_0
ⅣB	任何 T，任何 N，M_1

1.4.2.4 食管腺癌/食管胃连接部腺癌临床 TNM 分期（cTNM）预后分期分组

分期	TNM
0	T_{is}（HGD）N_0M_0
Ⅰ	$T_1N_0M_0$
ⅡA	$T_1N_1M_0$
ⅡB	$T_2N_0M_0$
Ⅲ	$T_2N_1M_0$ $T_3N_{0\sim1}M_0$ $T_{4a}N_{0\sim1}M_0$
ⅣA	$T_{1\sim4a}N_2M_0$ $T_{4b}N_{0\sim2}M_0$ 任何 T，N_3M_0
ⅣB	任何 T，任何 N，M_1

1.4.2.5 食管癌新辅助治疗后病理分期（ypTNM）预后分期分组（食管鳞状细胞癌与食管腺癌/食管胃连接部腺癌相同）

分期	TNM
Ⅰ	$T_{0\sim2}N_0M_0$
Ⅱ	$T_3N_0M_0$
ⅢA	$T_{0\sim2}N_1M_0$
ⅢB	$T_3N_1M_0$ $T_{0\sim3}N_2M_0$ $T_{4a}N_0M_0$
ⅣA	$T_{4a}N_{1\sim2}M_0$ $T_{4a}N_XM_0$ $T_{4b}N_{0\sim2}M_0$ 任何 T，N_3M_0
ⅣB	任何 T，任何 N，M_1

1.4.3 说明

前缀：cTNM 是临床分期，pTNM 是病理分期；前缀“y”用于接受新辅助治疗后的肿瘤分期（如 ypTNM），病理学完全缓解的患者分期为 $ypT_0N_0cM_0$。前缀“r”用于经治疗获得一段无瘤间期后复发的患者（rpTNM 或 rcTNM）。

HGD：高级别上皮内瘤变 / 异型增生。

参考文献

［1］AMIN M B, EDGE S B, GREENE F L, et al. AJCC cancer staging manual. 8th ed. Chicago: Springer, 2017.

［2］日本食道学会 . 臨床・病理 : 食道癌取扱い規約第 12 版 . 东京 : 金原出版株式会社 , 2022.

2 食管癌的治疗原则

2.1 非远处转移性食管癌的治疗

2.1.1 早期食管癌的内镜治疗

分期	分层	Ⅰ级推荐	Ⅱ级推荐	Ⅲ级推荐
癌前病变[a，b，c，d]	低级别上皮内瘤变 / 异型增生	随访	射频消融 / 冷冻治疗	
	高级别上皮内瘤变 / 异型增生	内镜下切除（ESD/EMR/MBM）	射频消融 / 冷冻治疗	
T_1N_0 期食管癌[a，b，c，d]	lpm	ESD	EMR/EPMR[e]/ MBM	
	mm、sm1	ESD		

注：ESD. 内镜黏膜下剥离术（endoscopic submucosal dissection）；EMR. 内镜黏膜切除术（endoscopic mucosal resection）；MBM. 多环套扎黏膜切除术（multi-band mucosectomy）；EPMR. 分片内镜黏膜切除术（endoscopic piecemeal mucosal resection）；lpm. 癌侵犯至黏膜固有层；mm. 癌侵犯至黏膜肌层；sm1. 癌侵犯至黏膜下层上 1/3。

【注释】

a 我国食管癌多为鳞状细胞癌，该策略主要针对食管鳞状细胞癌。食管腺癌的治疗可参考鳞癌，与鳞癌相比，射频消融技术在早期食管腺癌及 BE 伴异型增生的治疗中应用更为成熟，效果更加确切[1]。

b 所有内镜下发现可疑病变应行活检，均建议在明确病理后再决定是否镜下切除。各种特殊内镜检查方法有助于判断病变的良恶性[1-3]。

c 内镜切除后 3、6、12 个月各复查一次内镜，若无残留复发，此后每年复查一次。复查时需要进行肿瘤标志物和相关影像学检查[1-2]。

d 术后追加治疗（手术或放化疗）的指征：①垂直切缘阳性；②淋巴管及血管浸润阳性；③黏膜下浸润深度>200μm；④ sm1 低分化癌或未分化癌。应结合患者一般情况和意愿综合考虑[1-2]。内镜治疗适应证多基于国外数据，研究显示部分超出现有内镜治疗适应证的患者预后仍然较好，所以需要国内多中心研究进一步确定内镜下治疗的适应证。

e 较大的病变可能需要分片内镜黏膜切除术（EPMR），但 EPMR 局部复发率较高，应加强监测[1-2]。

f 食管胃连接部腺癌（Siewert Ⅰ型和Ⅱ型）内镜下治疗适应证参照早期胃癌。ESD 治疗的绝对适应证：①黏膜层、直径>2cm、无溃疡的分化型腺癌；②黏膜层、直径≤3cm、有溃疡的分化型腺癌。扩大适应证：①黏膜层、直径≤2cm、无溃疡的未分化型腺癌；②浅黏膜下层（<500μm）、直径≤3cm 的分化型腺癌。

参考文献

[1] 中华医学会消化内镜学分会，中国抗癌协会肿瘤内镜专业委员会 . 中国早期食管癌筛查及内镜诊治专家共识意见 (2014 年，北京). 中华消化内镜杂志，2015 (4): 205-224.

[2] KITAGAWA Y, ISHIHARA R, ISHIKAWA H, et al. Esophageal cancer practice guidelines 2022 edited by the Japan Esophageal Society: Part 2. Esophagus, 2023, 20 (3): 373-389.

[3] XUE X, SUN Q, JIANG D, et al. The efficacy of additional surgical resection after endoscopic resection in pT_{1b} esophageal squamous cell carcinoma: a multi-institutional retrospective study in China. Surg Endosc, 2023, 37 (2): 871-880.

2.1.2 可切除食管癌的治疗

食管癌

临床分期（M_0）	Ⅰ级推荐	Ⅱ级推荐	Ⅲ级推荐
cT_{is}~$cT_{1a}N_0$	内镜下切除[a]［2A 类］	食管切除术[b，c，d，e，f]［2B 类］	
cT_{1b}~cT_2N_0 （胸段食管癌）	食管切除术［2A 类］	T_2N_0，放化疗后达临床肿瘤完全缓解（影像学完全缓解，且胃镜下观察及深咬活检的病理结果均未提示肿瘤残存），后续密切随访观察 + 挽救性手术[i，k，l，n]［1B类］	
cT_{1b}~cT_2N_0 （颈段或胸段食管癌距环咽肌<5cm）		根治性同步放化疗 + 化疗［2B 类］	食管切除术（必要时切喉）［2B 类］

食管癌（续）

临床分期（M_0）	Ⅰ级推荐	Ⅱ级推荐	Ⅲ级推荐
cT_1~cT_2N_+ 或 cT_3~cT_{4a} 任何 N（胸段食管癌）	新辅助同步放化疗[f, i, k, l]或新辅助化疗[f, j]+ 食管切除术[b, c, d, e, f, m]［1A 类］	新辅助卡瑞利珠单抗 + 白蛋白紫杉醇 / 紫杉醇 + 顺铂[m]+ 食管切除术[b, c, d, e, f, m]［1A 类］ 放化疗后达临床肿瘤完全缓解（影像学完全缓解，且胃镜下观察及深咬活检的病理结果均未提示肿瘤残存），后续密切随访观察 + 挽救性手术[i, k, l, n]［1B 类］	
cT_1~cT_2N_+ 或 cT_3~cT_{4a} 任何 N（颈段或胸段食管癌距环咽肌<5cm）		根治性同步放化疗 + 化疗［1A 类］[c]	新辅助治疗 + 食管切除术（必要时切喉）［2B 类］

食管癌（续）

临床分期（M_0）	Ⅰ级推荐	Ⅱ级推荐	Ⅲ级推荐
可疑累及周围器官但未明确 cT_{4b} 任何 N（胸段食管癌）	新辅助同步放化疗[g，i，k，l] ［1A 类］ 多学科团队讨论评价新辅助治疗后的手术可能性，如能做到根治性切除，可考虑手术治疗	新辅助化疗[b，c，d，e，f，j，m] ［1B 类］ 多学科团队讨论评价新辅助治疗后的手术可能性，如能做到根治性切除，可考虑手术治疗	
手术禁忌证或拒绝手术	见“2.1.5 不可切除局部晚期/寡转移食管癌的治疗”部分		

食管胃连接部癌

临床分期（M_0）	Ⅰ级推荐	Ⅱ级推荐	Ⅲ级推荐
cT_{is}~$cT_{1a}N_0$	内镜下切除[a]［2A 类］	食管胃部分切除术[b, c, d, e, f]［2B 类］	
cT_{1b}~cT_2N_0	食管胃部分切除术[b, c, d, e, f]［2A 类］		T_2N_0，放化疗后达临床肿瘤完全缓解（影像学完全缓解，且胃镜下观察及深咬活检的病理结果均未提示肿瘤残存），后续密切随访观察＋挽救性手术[i, k, l, n]［1B 类］

临床分期（M_0）	Ⅰ级推荐	Ⅱ级推荐	Ⅲ级推荐
cT_1~cT_2N_+ 或 cT_3~cT_{4a} 任何 N	围手术期化疗[f，j]+食管胃部分切除术[b，c，d，e，f]［1A 类］	新辅助同步放化疗[f，i，k，l]+食管胃部分切除术[b,c,d,e,f]［1B 类］ 围手术期 FLOT 方案化疗+度伐利尤单抗[f，j]+食管胃部分切除术[b，c，d，e，f]［1A 类］	放化疗后达临床肿瘤完全缓解（影像学完全缓解，且胃镜下观察及深咬活检的病理结果均未提示肿瘤残存），后续密切随访观察+挽救性手术[i，k，l，n]［1B 类］
可疑累及周围器官但未明确 cT_{4b} 任何 N	新辅助化疗[f，j]［1A 类］ 新辅助同步放化疗[g,i,k,l]［1A 类］ 多学科团队讨论评价新辅助治疗后的手术可能性，如能做到根治性切除，可考虑手术治疗		
手术禁忌证或拒绝手术	见“2.1.5 不可切除局部晚期/寡转移食管癌的治疗”部分		

【注释】

a T_{1a} 定义为肿瘤侵犯黏膜固有层或黏膜肌层，通常选择内镜下切除（ER）。对 T_{is} 和 T_{1a} 期，内镜治疗前须结合病变范围（环周程度）、长度、肿瘤分化程度、有无脉管侵犯、有无可疑淋巴结等综合评估，或在有经验的治疗中心行食管切除术。初诊 cT_{1b} 期或 ER 后病理提示 pT_{1b} 期时，需要手术切除治疗，拒绝手术或不耐受手术者可行同步放化疗或单纯放疗[1-2]。JCOG0502/0508 研究显示 $cT_{1b}N_0$ 期行根治性放化疗或 ER 后 $pT_{1b}N_0$ 期或 pT_{1a} 期伴有脉管瘤栓的患者行辅助放化疗，5 年生存率为 85%~90%。

b 可切除的食管或食管胃连接部癌：侵犯黏膜下层（T_{1b}）或更深的肿瘤通常选择手术治疗；虽然多个、多站淋巴结转移是手术的相对禁忌证，但当仅有区域淋巴结转移（N_+）时，T_1~T_3 期肿瘤也可以切除，此时需要考虑患者的年龄和身体状况等因素；T_{4a} 期肿瘤累及胸膜、心包或膈膜是可切除的。

c 不可切除的食管或食管胃连接部癌：T_{4b} 期肿瘤累及心脏、大血管、气管、椎体或邻近腹腔器官（包括肝脏、胰腺和脾脏）是不可切除的；肿瘤位于食管胃连接部伴锁骨上淋巴结转移的患者应考虑为不可切除；伴有远处转移（包括非区域淋巴结及Ⅳ期）的患者考虑为不可切除。颈段或胸段食管癌距环咽肌<5cm 时首选根治性同步放化疗，放疗后可考虑巩固化疗[3-4]。

d 可选的手术方式：McKeown 术式（经腹 + 经右胸 + 颈部吻合术），Ivor Lewis 术式（经腹 + 经右胸手术），微创 McKeown 术式，微创 Ivor Lewis 术式，纵隔镜 + 腹腔镜下食管部分切除 + 食管 - 胃（或结肠或空肠）颈部吻合术（经腹 + 颈部手术），机器人辅助微创 McKeown/Ivor Lewis 术式，左胸或胸腹联合切口食管部分切除和食管 - 胃（或结肠或空肠）胸部 / 颈部吻合术。食管胃连接部癌的治疗参考注释 e。优先推荐采用腔镜微创手术。可采用的替代器官：胃（首选）、结肠、空肠。

e 可采用的淋巴结清扫[5]：颈部经分期检查评估后无可疑肿大淋巴结，胸中下段食管癌建议行胸腹完全二野淋巴结清扫（标准胸腹二野 + 上纵隔，特别是双侧喉返神经链淋巴结），颈部有可疑肿大淋巴结或胸上段食管癌者推荐颈胸腹三野淋巴结清扫（双下颈及锁骨上 + 上述完全二野淋巴结）。对于食管胃连接部癌，Siewert Ⅰ型建议参照食管癌治疗；Siewert Ⅲ型建议参照胃癌治疗；Siewert Ⅱ型治疗争议较大，目前更多是由胸外科和胃肠外科医生的习惯和对每种术式的熟练程度决定。术前未接受过新辅助治疗的患者行食管癌或食管胃连接部癌切除术时，应该清扫至少 15 个淋巴结以得到充分的淋巴结分期。

f 对于局部晚期食管癌，有条件的医院建议术前行新辅助治疗。研究证实，对于可切除的食管癌，术前新辅助治疗联合手术的治疗模式较单纯手术可获得明显生存获益[6-9]。食管鳞癌的术前同步放化疗与术前化疗孰优孰劣尚无定论，虽然绝大部分研究认为术前放化疗较术前单纯化疗可提高局部区域控制率和根治性手术切除率，但二者长期生存差异并无统计学意义[6, 9]。ESOPEC 研究证实对于食管腺癌 / 食管胃连接部腺癌，围手术期 FLOT 方案化疗（氟尿嘧啶 + 亚叶酸钙 + 奥沙利铂 + 多西他赛）的生存优于新辅助放化疗[10]。在可切除胃或胃食管结合部腺癌患者中，围手术期度伐利尤单抗联合 FLOT 的无事件生存结局明显优于单独使用 FLOT[11]。新辅助治疗后建议的手术时机是在患者身体条件允许情况下，放化疗结束后 4~8 周，化疗结束后 3~6 周。对于拒绝手术或者不能耐受手术者，可以选择根治性同步放化疗、单纯放疗等。

g 对于边缘可切除食管癌或交界部癌（可疑累及周围器官但未明确 cT_{4b} 期），建议先行转化性放疗、药物治疗等，治疗后进行肿瘤的二次评估，可根治性切除者手术治疗，不能切除者继续完成根治性放疗及药物治疗（见 2.1.5 不可切除局部晚期 / 寡转移食管癌的治疗）。对于术中发现食管原发灶无法 R_0 切除者，不建议行姑息性食管切除术。

h 研究证实，同步放化疗的疗效优于单纯放疗[12]。因此，仅在患者无法耐受同步放化疗时选择单纯放疗方案。病理类型为腺癌的患者，建议放疗同时或放疗前、后加入化疗。

i 同步化疗方案：紫杉醇 + 卡铂（1A 类）[7]，顺铂 + 氟尿嘧啶（5-FU）或 + 卡培他滨（1A 类）或 + 替吉奥（2B 类）[12-13]，长春瑞滨 + 顺铂（1A 类）[14]，紫杉醇 + 顺铂[9, 15]，奥沙利铂 +5-FU 或 + 卡培他滨或 + 替吉奥（2B 类证据，推荐腺癌）[16-18]，紫杉醇 +5-FU 或 + 卡培他滨或 + 替吉奥（2B 类）[4, 15]。老年患者采用单药替吉奥（1A 类）或卡培他滨（1A 类）[18-20]。

j 化疗方案：详见 2.1.4 常用围手术期药物治疗方案。

k 术前放疗剂量：总剂量（DT）40~45Gy，目前两个Ⅲ期前瞻性研究采用 DT 40~41.4Gy[7, 14]；潜在可切除术前转化放疗剂量可以提高到 50Gy[21]；根治性同步放化疗剂量：DT 50~60Gy[15, 22-24]，目前三个大型Ⅲ期研究结果证实，50Gy 的疗效和 60Gy 相似，而 60Gy 可能带来更多不良反应，如放射性肺炎[22-24]。根治性单纯放疗剂量：DT 60~70Gy[12]。有计划行挽救性手术的患者放疗剂量不宜超过 50~50.4Gy。放疗每日 1 次，每周 5 次。有条件的医院也可采用同步加量放疗技术。

l 放疗：推荐采用调强适形放射治疗技术。相较于既往的二维或三维放疗技术，调强适形放射治疗在靶区剂量分布，以及对正常组织和器官保护等方面均表现优异，可改善总生存，降低放疗相关不良反应[25]。初步研究结果提示，质子放疗在毒性和术后并发症方面比光子调强适形放射治疗表现更优[26]。新辅助放疗靶区采用累及野或扩大野照射目前有争议，根治性放疗建议采用累及野照射[24]。

m 对于经外科评估可切除的局部进展期胸段食管鳞癌，ESCORT-NEO 前瞻性多中心随机对照Ⅲ期研究证实卡瑞利珠单抗联合白蛋白紫杉醇和顺铂或卡瑞利珠单抗联合紫杉醇和顺铂新辅助两个周期，较单纯新辅助化疗（紫杉醇 + 顺铂）显著改善病理学完全缓解（pCR）率，且安全性可接受。目前新辅助化疗联合免疫治疗的短期效果报道较多，仅有少数研究报道了生存数据。基于上述结果，对于此类患者，可考虑卡瑞利珠单抗联合白蛋白紫杉醇和顺铂或卡瑞利珠单抗联合紫杉醇和顺铂作为新辅助治疗[27-30]。

n 国内外多项研究显示，可手术食管癌经放化疗后肿瘤达到临床完全缓解（cCR），后续可考虑密切随访、观察[31-33]。放化疗后的保器官推荐应基于严格的多学科专家讨论和清晰的复发风险患者告知，并尽量实施于手术高危或强烈拒绝手术的患者中。cCR 评估应包括影像学评估和组织学评估，可参照 SANO 研究和 preSINO 研究的方法[33-34]。对于实施保器官的患者，应密切随访观察。如出现局部复发，建议积极评估挽救性 ER 或挽救性食管癌切除术的可能。严密随访期间是否给予维持治疗可依据多学科团队（MDT）讨论结果而定。CROC 研究显示，经诱导化疗后肿瘤显著退缩的可手术食管鳞癌患者，后续加入同步放化疗，器官保留概率显著提升，3 年无食管切除率 45.3%，且生存与手术患者相似，3 年生存率达 83.7%[35]。按照 SANO 研究，第一次评价 cCR 在放疗后 4~6 周，采用胃镜深咬活检。第二次评价在第一次评价后 6~8 周，采用 PET/CT 及胃镜活检，有可疑淋巴结者用腔内超声引导下细针穿刺。PET/CT 及胃镜活检复查频率为第一年每 3 个月 1 次，第二年每 4 个月 1 次，第三年每半年 1 次，第四年和第五年每年 1 次[33]。

参考文献

[1] KATO K, ITO Y, NOZAKI I, et al. Parallel-group controlled trial of surgery versus chemoradiotherapy in patients with stage Ⅰ esophageal squamous cell carcinoma. Gastroenterol, 2021, 161 (6): 1878-1886.

[2] MINASHI K, NIHEI K, MIZUSAWA J, et al. Efficacy of endoscopic resection and selective chemoradiotherapy for stage Ⅰ esophageal squamous cell carcinoma. Gastroenterol, 2019, 157 (2): 382-390.

[3] BUCKSTEIN M, LIU J. Cervical esophageal cancers: challenges and opportunities. Curr Oncol Rep, 2019, 21 (5): 46-50.

[4] CHEN Y, YE J, ZHU Z, et al. Comparing paclitaxel plus fluorouracil versus cisplatin plus fluorouracil in chemoradiotherapy for locally advanced esophageal squamous cell cancer: a randomized, multicenter, phase Ⅲ clinical trial. J Clin Oncol, 2019, 37 (20): 1695-1703.

[5] ISONO K, SATO H, NAKAYAMA K. Results of a nationwide study on the three-field lymph node dissection of esophageal cancer. Oncology, 1991, 48 (5): 411-420.

[6] KATO K, MACHIDA R, ITO Y, et al. Doublet chemotherapy, triplet chemotherapy, or doublet chemotherapy combined with radiotherapy as neoadjuvant treatment for locally advanced oesophageal cancer (JCOG1109 NExT): a randomised, controlled, open-label, phase 3 trial. Lancet, 2024, 404 (10447): 55-66.

[7] EYCK B M, VAN LANSCHOT J J B, HULSHOF M C C M, et al. Ten-year outcome of neoadjuvant chemoradiotherapy plus surgery for esophageal cancer: the randomized controlled CROSS trial. J Clin Oncol, 2021, 39 (18): 1995-2004.

[8] LI Y, ZHENG Y, CHEN K, et al. The lost evidence: a phase Ⅲ, multicenter randomized controlled trial of neoadjuvant

chemotherapy paclitaxel plus cisplatin versus surgery alone for stage ⅡA-ⅢB esophageal squamous cell carcinoma. J Clin Oncol, 2025 (suppl 16): abstr 4074.
[9] TANG H, WANG H, FANG Y, et al. Neoadjuvant chemoradiotherapy versus neoadjuvant chemotherapy followed by minimally invasive esophagectomy for locally advanced esophageal squamous cell carcinoma: a prospective multicenter randomized clinical trial. Ann Oncol, 2023, 34 (2): 163-172.
[10] HOEPPNER J, BRUNNER T, SCHMOOR C, et al. Perioperative chemotherapy or preoperative chemoradiotherapy in esophageal cancer. N Engl JMed, 2025, 392 (4): 323-335.
[11] JANJIGIAN Y Y, Al-BATRAN S E, WAINBERG Z A, et al. Perioperative durvalumab in gastric and gastroesophageal junction cancer. N Engl J Med, 2025, 393 (3): 217-230.
[12] HERSKOVIC A, MARTZ K, AL-SARRAF M, et al. Combined chemotherapy and radiotherapy compared with radiotherapy alone in patients with cancer of the esophagus. N Engl J Med, 1992, 326 (24): 1593-1598.
[13] IWASE H, SHIMADA M, TSUZUKI T, et al. Concurrent chemoradiotherapy with a novel fluoropyrimidine, S-1, and cisplatin for locally advanced esophageal cancer: long-term results of a phase Ⅱ trial. Oncology, 2013, 84 (6): 342-349.
[14] YANG H, LIU H, CHEN Y, et al. Long-term efficacy of neoadjuvant chemoradiotherapy plus surgery for the treatment of locally advanced esophageal squamous cell carcinoma: the NEOCRTEC5010 randomized clinical trial. JAMA Surg, 2021, 156 (8): 721-729.
[15] AI D, YE J, WEI S, et al. Comparison of 3 paclitaxel-based chemoradiotherapy regimens for patients with locally advanced esophageal squamous cell cancer: a randomized clinical trial. JAMA Netw Open, 2022, 5 (2): e220120.
[16] KHUSHALANI N I, LEICHMAN C G, PROULX G, et al. Oxaliplatin in combination with protracted-infusion fluorouracil and radiation: report of a clinical trial for patients with esophageal cancer. J Clin Oncol, 2002, 20 (12): 2844-2850.

[17] YAMADA Y, HIGUCHI K, NISHIKAWA K, et al. Phase Ⅲ study comparing oxaliplatin plus S-1 with cisplatin plus S-1 in chemotherapy-naïve patients with advanced gastric cancer. Ann Oncol, 2015, 26 (1): 141-148.

[18] JIA R, SHAN T, ZHENG A, et al. Capecitabine or capecitabine plus oxaliplatin versus fluorouracil plus cisplatin in definitive concurrent chemoradiotherapy for locally advanced esophageal squamous cell carcinoma (CRTCOESC): a multicenter, randomized, open-label, phase 3 trial. J Clin Oncol, 2024, 42 (20): 2436-2445.

[19] WANG X, HAN W, ZHANG W, et al. Effectiveness of S-1-based chemoradiotherapy in patients 70 years and older with esophageal squamous cell carcinoma: a randomized clinical trial. JAMA Netw Open, 2023, 6 (5): e2312625.

[20] JI Y, DU X, ZHU W, et al. Efficacy of concurrent chemoradiotherapy with S-1 vs radiotherapy alone for older patients with esophageal cancer: a multicenter randomized phase 3 clinical trial. JAMA Oncol, 2021, 7 (10): 1459-1466.

[21] WANG X, KANG X, ZHANG R, et al. Chemoradiotherapy and subsequent immunochemotherapy as conversion therapy in unresectable locally advanced esophageal squamous cell carcinoma: a phase Ⅱ NEXUS-1 trial. Clin Cancer Res, 2024, 30 (22): 5061-5072.

[22] HULSHOF M, GEIJSEN ED, ROZEMA T, et al. Randomized sudy on dose escalation in definitive chemoradiation for patients with locally advanced esophageal cancer (ARTDECO Study). J Clin Oncol, 2021, 39 (25): 2816-2824.

[23] XU Y, DONG B, ZHU W, et al. A phase Ⅲ multicenter randomized clinical trial of 60 Gy vs 50 Gy radiation dose in concurrent chemoradiotherapy for inoperable esophageal squamous cell carcinoma. Clin Cancer Res, 2022, 28 (9): 1792-1799.

[24] ZHANG J, LI M, ZHANG K, et al. Concurrent chemoradiotherapy of different radiation doses and different irradiation fields for locally advanced thoracic esophageal squamous cell carcinoma: a randomized, multicenter, phase Ⅲ clinical trial. Cancer Commun (Lond), 2024, 44 (10): 1173-1188.

[25] LAN K, ZHU J, ZHANG J, et al. Propensity score-based comparison of survival and radiation pneumonitis after

definitive chemoradiation for esophageal cancer: intensity-modulated radiotherapy versus three-dimensional conformal radiotherapy. Radiother Oncol, 2020, 149: 228-235.

[26] LIN S H, HOBBS B P, VERMA V, et al. Randomized phase Ⅱ B trial of proton beam therapy versus intensity-modulated radiation therapy for locally advanced esophageal cancer. J Clin Oncol, 2020, 38 (14): 1569-1579.

[27] QIN J, XUE L, HAO A, et al. Neoadjuvant chemotherapy with or without camrelizumab in resectable esophageal squamous cell carcinoma: the randomized phase 3 ESCORT-NEO/NCCES01 trial. Nat Med, 2024, 30 (9): 2549-2557.

[28] GE F, HUO Z, CAI X, et al. Evaluation of clinical and safety outcomes of neoadjuvant immunotherapy combined with chemotherapy for patients with resectable esophageal cancer: a systematic review and meta-analysis. JAMA Netw Open, 2022, 5 (11): e2239778.

[29] YANG Y, LIU J, LIU Z, et al. Two-year outcomes of clinical N2-3 esophageal squamous cell carcinoma after neoadjuvant chemotherapy and immunotherapy from the phase 2 NICE study. J Thorac Cardiovasc Surg, 2024, 67 (3): 838-847.

[30] YU Y K, MENG F Y, WEI X F, et al. Neoadjuvant chemotherapy combined with immunotherapy versus neoadjuvant chemoradiotherapy in patients with locally advanced esophageal squamous cell carcinoma. J Thorac Cardiovasc Surg, 2024, 168 (2): 417-428.

[31] TAKEUCHI H, ITO Y, MACHIDA R, et al. A single-arm confirmatory study of definitive chemoradiation therapy including salvage treatment for clinical stage Ⅱ/Ⅲ esophageal squamous cell carcinoma (JCOG0909 Study). Int J Radiat Oncol Biol Phys, 2022, 114 (3): 454-462.

[32] QIAN D, CHEN X, SHANG X, et al. Definitive chemoradiotherapy versus neoadjuvant chemoradiotherapy followed by surgery in patients with locally advanced esophageal squamous cell carcinoma who achieved clinical complete response when induction chemoradiation finished: a phase Ⅱ random. Radiother Oncol, 2022, 174: 1-7.

[33] VAN DER WILK B J, EYCK B M, WIJNHOVEN B P L, et al. Neoadjuvant chemoradiotherapy followed by active surveillance versus standard surgery for oesophageal cancer (SANO trial): a multicentre, stepped-wedge, cluster-randomised, non-inferiority, phase 3 trial. Lancet Oncol, 2025, 26 (4): 425-436.

[34] YANG Y, LIU Z, WONG I, et al. Detecting residual disease after neoadjuvant chemoradiotherapy for oesophageal squamous cell carcinoma: the prospective multicentre preSINO trial. Br J Surg, 2025, 112 (2): znaf004.

[35] KATADA C, YOKOYAMA T, WATANABE A, et al. Optimizing organ-preservation strategies through chemotherapy-based selection in esophageal squamous cell carcinoma: results from the CROC multi-institutional phase 2 clinical trial. Int J Radiat Oncol Biol Phys, 2024, 120 (5): 1353-1362.

2.1.3 术后辅助治疗

手术情况	分层		Ⅰ级推荐	Ⅱ级推荐	Ⅲ级推荐
R0 切除（新辅助治疗后）	ypT_0N_0	接受过新辅助化疗	辅助化疗（腺癌）［1A 类］		
	$ypT_{1\sim4a}N_0M_0$	接受过新辅助同步放化疗		纳武利尤单抗辅助治疗［1B 类］	
		接受过新辅助化疗	观察 辅助化疗（腺癌）［1A 类］		辅助放疗［3 类］ 辅助化疗 + 放疗［3 类］
	$ypT_{0\sim4a}N_+M_0$	接受过新辅助同步放化疗		纳武利尤单抗辅助治疗［1B 类］	辅助化疗［3 类］
		接受过新辅助化疗	辅助化疗（腺癌）［1A 类］		辅助化疗（鳞癌）［3 类］ 辅助放疗［3 类］ 辅助化疗 + 放疗［3 类］

术后辅助治疗（续）

手术情况	分层	Ⅰ级推荐	Ⅱ级推荐	Ⅲ级推荐
R0 切除（未接受新辅助治疗）	$pT_{1\sim3}N_0M_0$	观察（鳞癌、$pT_{1\sim2}$ 腺癌） 辅助化疗（pT_3 腺癌）［1A 类］		
	$pT_{4a}N_0M_0$	参加临床研究（鳞癌） 辅助化疗（腺癌）［1A 类］		辅助放疗（鳞癌，2B 类） 辅助化疗（鳞癌）［3 类］ 辅助化疗 + 放疗（鳞癌）［2B 类］
	$pT_{1\sim4a}N_+M_0$	参加临床研究（鳞癌） 辅助化疗（腺癌）［1A 类］	辅助放疗（鳞癌）［2B 类］ 辅助化疗（鳞癌）［2B 类］ 辅助化疗 + 放疗（鳞癌）［2B 类］	

术后辅助治疗（续）

手术情况	分层	Ⅰ级推荐	Ⅱ级推荐	Ⅲ级推荐
R1/R2 切除（包括环周切缘阳性，任何 T/N 分期，M_0）	接受过新辅助放化疗		观察，直至肿瘤进展［2B 类］ 最佳支持治疗 / 对症处理［2A 类］	化疗［3 类］
	未接受新辅助放化疗	同步放化疗［1A 类］	化疗 + 放疗（不能耐受同步放化疗）［2B 类］	化疗（不适宜放疗）［3 类］

【注释】

R0：切缘无癌残留；R1：显微镜下才可见的切缘残留癌；R2：在原发灶或区域淋巴结部位大体就可见的残留癌（不适用于手术探查时未切除的肿瘤病灶）。

术后辅助放疗可提高有淋巴结转移患者的生存率[1-3]，而回顾性研究表明术后辅助同步放化疗比术后辅助放疗更能提高生存获益[4-6]。对于无淋巴结转移的 $pT_{2\sim3}N_0M_0$ 患者，有研究表明应用以调强适形放射治疗为基础的先进放疗技术进行术后放疗可能提高总生存率和无病生存率[7]。局部进展期食管或食管胃连接部腺癌推荐术后辅助化疗[8]，但如果病理检查为鳞癌，有研究表明辅助化疗可延长无病生存期，但对总生存期无明显改善[9-10]。根据 CheckMate-577 研究结果，局部进展期食管或食管胃连接部癌经新辅助同步放化疗联合 R0 切除后，病理学评估有肿瘤残存（非 pCR）的患者接受术后辅助纳武利尤单抗治疗 1 年，可显著延长无病生存期，但总生存无改善[11]。

食管癌术后靶区勾画参见《食管癌放射治疗靶区勾画》[12]。残胃位于食管床（术后放疗照射野）的患者，因残胃对放疗耐受性差，除肿瘤有明显残留（R1/R2 切除）外，不建议积极术后预防放疗。当残胃位于左侧胸腔、右侧胸腔或胸骨后，且符合术后放疗适应证时，可行纵隔淋巴结引流区的预防性放疗。需要包括吻合口的情况：原发于颈段或上段食管癌，上切缘阳性或切缘距肿瘤 ≤ 3cm。放疗剂量：R0 术后，95% PTV 50Gy/（1.8~2.0Gy），每日 1 次，每周 5 次[13]。R1/R2 术后：95%PTV 50Gy/（1.8~2.0Gy），序贯 95% PGTV 6~10Gy/（1.8~2.0Gy），每日 1 次，每周 5 次。有条件的医院也可采用同步加量技术。

参考文献

[1] XIAO Z F, YANG Z Y, LIANG J, et al. Value of radiotherapy after radical surgery for esophageal carcinoma: a report of 495 patients. Ann Thorac Surg, 2003, 75 (2): 331-336.

[2] YU S, ZHANG W, NI W, et al. A propensity-score matching analysis comparing long-term survival of surgery alone and postoperative treatment for patients in node positive or stage Ⅲ esophageal squamous cell carcinoma after R_0 esophagectomy. Radiother Oncol, 2019, 140: 159-166.

[3] SCHREIBER D, RINEER J, VONGTAMA D, et al. Impact of postoperative radiation after esophagectomy for esophageal cancer. J Thorac Oncol, 2010, 5 (2): 244-250.

[4] CHEN J, PAN J, ZHENG X, et al. Number and location of positive nodes, postoperative radiotherapy, and survival

after esophagectomy with three-field lymph node dissection for thoracic esophageal squamous cell carcinoma. Int J Radiat Oncol Biol Phys, 2012, 82 (1): 475-482.

[5] CHEN J, PAN J, LIU J, et al. Postoperative radiation therapy with or without concurrent chemotherapy for node-positive thoracic esophageal squamous cell carcinoma. Int J Radiat Oncol Biol Phys, 2013, 86 (4): 671-677.

[6] KANG J, CHANG J Y, SUN X, et al. Role of postoperative concurrent chemoradiotherapy for esophageal carcinoma: a meta-analysis of 2165 patients. J Cancer, 2018, 9 (3): 584-593.

[7] YANG J, ZHANG W, XIAO Z, et al. The impact of postoperative conformal radiotherapy after radical surgery on survival and recurrence in pathologic $T_3N_0M_0$ esophageal carcinoma: a propensity score-matched analysis. J Thorac Oncol, 2017, 12 (7): 1143-1151.

[8] CUNNINGHAM D, ALLUM W H, STENNING S P, et al. Perioperative chemotherapy versus surgery alone for resectable gastroesophageal cancer. N Engl J Med, 2006, 355 (1): 11-20.

[9] ANDO N, IIZUKA T, IDE H, et al. Surgery plus chemotherapy compared with surgery alone for localized squamous cell carcinoma of the thoracic esophagus: a Japan Clinical Oncology Group Study: JCOG9204. J Clin Oncol, 2003, 21 (24): 4592-4596.

[10] ZHANG L, LI W, LYU X, et al. Adjuvant chemotherapy with paclitaxel and cisplatin in lymph node-positive thoracic esophageal squamous cell carcinoma. Chin J Cancer Res, 2017, 29 (2): 149-155.

[11] KELLY R, AJANI J, KUZDZAL J, et al. Adjuvant nivolumab in resected esophageal or gastroesophageal junction cancer (EC/GEJC) following neoadjuvant chemoradiotherapy (CRT): first results of overall survival (OS) from CheckMate 577. J Clin Oncol, 2025, 43 (16_suppl): 4000.

[12] 肖泽芬，周宗玫，李晔雄. 食管癌放射治疗靶区勾画. 北京：人民卫生出版社，2017.

[13] HAN W, CHANG X, ZHANG W, et al. Effect of adjuvant radiation dose on survival in patients with esophageal squamous cell carcinoma. Cancers (Basel), 2022, 14 (23): 5879-5893.

2.1.4 常用围手术期药物治疗方案

（1）围手术期药物治疗方案

奥沙利铂 + 氟尿嘧啶类方案[1-3]

奥沙利铂 $85mg/m^2$ 静脉滴注 d1

亚叶酸钙（LV）$400mg/m^2$ 静脉滴注 d1

5-FU $400mg/m^2$ 静脉推注 d1，然后 $1\,200mg/m^2 \times 2$ 天，持续静脉输注（总量 $2\,400mg/m^2$，46~48 小时）

每 14 天重复

奥沙利铂 $85mg/m^2$ 静脉滴注 d1

LV $200mg/m^2$ 静脉滴注 d1

5-FU $2\,600mg/m^2$ 24 小时持续静脉输注 d1

每 14 天重复

奥沙利铂 $130mg/m^2$ 静脉滴注 d1

卡培他滨 $1\,000mg/m^2$ 每日 2 次口服 d1~14

每 21 天重复

奥沙利铂 + 氟尿嘧啶 + 亚叶酸钙 + 多西他赛（FLOT）方案[4]

奥沙利铂 85mg/m² 静脉滴注 d1

5-FU 2 600mg/m² 24 小时持续静脉输注 d1

LV 200mg/m² 静脉滴注 d1

多西他赛 50mg/m² 静脉滴注 d1

每 14 天重复，术前 4 周期 + 术后 4 周期，共 8 周期

顺铂 + 氟尿嘧啶方案[5]

顺铂 100mg/m² 静脉滴注 d1

5-FU 800mg/m² 每日持续静脉输注 d1~5

每 28 天重复，术前 2~3 个周期 + 术后 3~4 个周期

卡瑞利珠单抗 + 白蛋白紫杉醇 / 紫杉醇 + 顺铂[6]

卡瑞利珠单抗 200mg 静脉滴注 d1

白蛋白结合型紫杉醇 125mg/m² 静脉滴注 d1、d8

顺铂 75mg/m² 静脉滴注 d1

每 21 天重复，术前 2 周期，术后继续卡瑞利珠单抗治疗，最多 15 个周期

或

卡瑞利珠单抗 200mg 静脉滴注 d1

紫杉醇 175mg/m² 静脉滴注 d1

顺铂 75mg/m^2 静脉滴注 d1

每 21 天重复，术前 2 周期，术后继续卡瑞利珠单抗治疗，最多 15 个周期

度伐利尤单抗 +FLOT 方案[7]

度伐利尤单抗 1 500mg 静脉滴注 d1

奥沙利铂 85mg/m^2 静脉滴注 d1、d15

5-FU 2 600mg/m^2 24 小时持续静脉输注 d1、d15

LV 200mg/m^2 静脉滴注 d1、d15

多西他赛 50mg/m^2 静脉滴注 d1、d15

每 28 天重复，术前 2 周期 + 术后 2 周期；随后继续度伐利尤单抗治疗 10 周期

（2）术前化疗方案

顺铂 + 氟尿嘧啶[8]

顺铂 80mg/m^2 静脉滴注 d1

5-FU 1 000mg/m^2 每日持续静脉输注 d1~4

每 3 周重复，术前 2 个周期

顺铂 + 氟尿嘧啶 + 多西他赛（鳞癌）[9]

顺铂 70mg/m^2 静脉滴注 d1

5-FU 750mg/m^2 每日持续静脉输注 d1~5

多西他赛 70mg/m^2 静脉滴注 d1

每 3 周重复，术前 3 个周期

顺铂 + 紫杉醇（鳞癌）[10]

顺铂 75mg/m^2 静脉滴注 d1

紫杉醇 175mg/m^2 静脉滴注 d1

每 3 周重复，术前 2 个周期

（3）术后药物治疗方案

纳武利尤单抗（仅对术前接受过新辅助同步放化疗后达 R0 切除，并有病理证实的残存病灶，即术后分期 ≥ ypT_1 或 ≥ ypN_1）[11]

纳武利尤单抗 240mg 静脉滴注 d1

每 2 周重复，治疗 16 周

然后纳武利尤单抗 480mg 静脉滴注 d1

每 4 周重复

总治疗时长不超过 1 年

奥沙利铂 + 卡培他滨（腺癌）[12]

奥沙利铂 130mg/m^2 静脉滴注 d1
卡培他滨 1 000mg/m^2 每日 2 次口服 d1~14
每 3 周重复

顺铂 + 紫杉醇（鳞癌）[13]
顺铂 50mg/m^2 静脉滴注 d1
紫杉醇 150mg/m^2 静脉滴注 d1
每 2 周重复

参考文献

[1] ENZINGER P C, BURTNESS B A, NIEDZWIECKI D, et al. CALGB 80403 (Alliance)/E1206: a randomized phase Ⅱ study of three chemotherapy regimens plus cetuximab in metastatic esophageal and gastroesophageal junction cancers. J Clin Oncol, 2016, 34 (23): 2736-2742.
[2] AL-BATRAN S E, HARTMANN J T, PROBST S, et al. Phase Ⅲ trial in metastatic gastroesophageal adenocarcinoma with fluorouracil, leucovorin plus either oxaliplatin or cisplatin: a study of the Arbeitsgemeinschaft Internistische Onkologie. J Clin Oncol, 2008, 26 (9): 1435-1442.
[3] KIM G M, JEUNG H C, RHA S Y, et al. A randomized phase Ⅱ trial of S-1-oxaliplatin versus capecitabine-oxaliplatin in advanced gastric cancer. Eur J Cancer, 2012, 48 (4): 518-526.
[4] AL-BATRAN S E, HOFHEINZ R D, PAULIGK C, et al. Perioperative chemotherapy with fluorouracil plus leucovorin, oxaliplatin, and docetaxel versus fluorouracil or capecitabine plus cisplatin and epirubicin for locally advanced,

resectable gastric or gastro-oesophageal junction adenocarcinoma (FLOT4): a randomised, phase 2/3 trial. Lancet, 2019, 393 (10184): 1948-1957.

[5] YCHOU M, BOIGE V, PIGNON J P, et al. Perioperative chemotherapy compared with surgery alone for resectable gastro-esophageal adenocarcinoma: an FNCLCC and FFCD multicenter phase Ⅲ trial. J Clin Oncol, 2011, 29 (13): 1715-1721.

[6] QIN J, XUE L, HAO A, et al. Neoadjuvant chemotherapy with or without camrelizumab in resectable esophageal squamous cell carcinoma: the randomized phase 3 ESCORT-NEO/NCCES01 trial. Nat Med, 2024, 30 (9): 2549-2557.

[7] JANJIGIAN Y Y, Al-BATRAN S E, WAINBERG Z A, et al. Perioperative durvalumab in gastric and gastroesophageal junction cancer. N Engl J Med, 2025, 393 (3): 217-230.

[8] ALDERSON D, CUNNINGHAM D, NANKIVELL M, et al. Neoadjuvant cisplatin and fluorouracil versus epirubicin, cisplatin, and capecitabine followed by resection in patients with oesophageal adenocarcinoma (UK MRC OE05): an open-label, randomised phase 3 trial. Lancet Oncol, 2017, 18 (9): 1249-1260.

[9] KATO K, MACHIDA R, ITO Y, et al. Doublet chemotherapy, triplet chemotherapy, or doublet chemotherapy combined with radiotherapy as neoadjuvant treatment for locally advanced oesophageal cancer (JCOG1109 NExT): a randomised, controlled, open-label, phase 3 trial. Lancet, 2024, 404 (10447): 55-66.

[10] LI Y, ZHENG Y, CHEN K, et al. The lost evidence: a phase Ⅲ, multicenter randomized controlled trial of neoadjuvant chemotherapy paclitaxel plus cisplatin versus surgery alone for stage ⅡA-ⅢB esophageal squamous cell carcinoma. J Clin Oncol, 2025, 43 (16_suppl): 407.

[11] KELLY R, AJANI J, KUZDZAL J, et al. Adjuvant nivolumab in resected esophageal or gastroesophageal junction cancer. N Engl J Med, 2021, 384 (13): 1191-1203.

[12] NOH S H, PARK S R, YANG H K, et al. Adjuvant capecitabine plus oxaliplatin for gastric cancer after D2 gastrectomyn (CLASSIC): 5-year follow-up of an open-label, randomised phase 3 trial. Lancet Oncol, 2014, 15 (12): 1389-1396.

[13] ZHANG L, LI W, LYU X, et al. Adjuvant chemotherapy with paclitaxel and cisplatin in lymph node-positive thoracic esophageal squamous cell carcinoma. Chin J Cancer Res, 2017, 29 (2): 149-155.

2.1.5 不可切除局部晚期 / 寡转移食管癌的治疗

临床分期	分层	Ⅰ级推荐	Ⅱ级推荐	Ⅲ级推荐
$cT_{1b\sim4b}N_0M_0$，$cT_{1\sim4b}N_+M_0$（包括不可切除或有手术禁忌证或拒绝手术）	PS 0~1 分	根治性同步放化疗[a, b, c, f, h, i]［1A 类］ 系统性药物治疗[g]+ 放疗[a, b, c, d, f, h]［2A 类］ 系统性药物治疗[f] 多学科团队讨论评价转化治疗后的手术可能性，如能做到根治性切除，可考虑手术治疗	根治性放疗[c, h] （不能耐受同步放化疗）［2A 类］	
	PS 2 分	最佳支持治疗 / 对症处理［2A 类］ 可通过营养支持、内置支架等方法改善营养状况，缓解出血、梗阻或疼痛等症状，待一般状况好转后考虑综合治疗	系统性药物治疗[g]［2B 类］ 姑息性放疗[e, h]［2B 类］	
任何 T，任何 N，M_1（限寡转移）			系统性药物治疗[g]+ 局部治疗[a, c, d, f, h, j] （包括放疗、手术、消融等）［2A 类］	

【注释】

食管癌放疗患者营养不良发生率高，严重影响治疗效果和不良反应。推荐所有食管癌放化疗患者在入院后接受营养风险筛查、营养状况评估和综合测定。营养风险筛查推荐采用NRS 2002量表。营养评估推荐采用PG-SGA量表。营养综合测定包括应激程度、炎症反应、能耗水平、代谢状况、器官功能、人体组成、心理状况等方面。对于评估后存在营养不良风险或营养不良的患者，建议给予规范化营养治疗[1-2]。

放疗前梗阻严重不能进食，营养状况差，有严重的低蛋白血症或贫血，肿瘤溃疡深大有穿孔或大出血风险者，建议先行营养管置入、胃造瘘、抗炎、抑酸、止血、止痛等对症支持治疗（建议2~4周，时间过长肿瘤可能进展明显），待患者一般状况改善后，可考虑再行放、化疗。若无改善，则继续最佳支持治疗。食管支架置入会增加肿瘤大出血的风险，建议仅用于预计无长期生存可能的患者，用于临时缓解进食困难。

a 对于不可切除的肿瘤，如侵犯气管、大血管、喉返神经的肿瘤，可行根治性同步放化疗，但需要高度警惕穿孔、出血。腺癌可考虑在放疗前/后进行周期性化疗。荟萃分析显示同步放化疗在疗效方面比单纯化疗有优势，特别是对病理类型为鳞癌的患者[3-4]。关于根治性同步放化疗后的巩固化疗是否获益，目前没有高级别证据，对于身体状况较好、淋巴结转移多、分期较晚、低分化的患者，建议巩固化疗。

b 对于不可切除食管鳞癌，如经过放疗和/或系统性药物转化治疗后，经多学科团队（MDT）讨论后认为可达R0手术切除，建议手术。多个研究显示，这部分患者获得R0手术切除后，其预后显著优于未能接受手术者[5-6]。

c 局部晚期食管癌根治性同步放化疗联合尼妥珠单抗对比同步放化疗的随机对照研究的中期分析结果显示，加入尼妥珠单抗后 cCR 及肿瘤反应率（ORR）显著提高，并且未增加不良反应，但总生存是否获益还需要长期随访结果[7]。回顾性研究显示，对于某些临床评估出血风险较低的局部晚期或晚期食管鳞癌患者，放疗同步和 / 或巩固联合抗血管药物，如安罗替尼，可改善生存预后[8]。

d 药物治疗后的序贯放疗是否再合并同步药物治疗，需要由放疗科医生综合患者身体状况、放疗照射范围大小、既往化疗周期数、用药方案及患者用药后的不良反应程度等进行综合评估。特别是多程药物治疗后的患者对放疗同步药物治疗的耐受性变差，因此可考虑单纯放疗或者放疗联合单一药物治疗。

e 放疗可作为缓解晚期、状态欠佳的食管癌患者临床症状的有效手段，如减少出血、缓解疼痛、吞咽困难等，起到提高生活质量、改善营养状况的作用。另外，对于一些高龄、心肺功能差或合并多发基础疾病而无法手术治疗者，也建议放疗或放化疗综合治疗。

f 同步化疗方案详见“可切除食管癌的治疗”注释“i”。

g 治疗方案及各方案的推荐级别详见“2.2.1 远处转移性食管及食管胃连接部癌的治疗原则”和“2.2.3 常用转移性 / 复发食管及食管胃连接部癌药物治疗方案”。

h 放疗：推荐采用调强适形放射治疗技术。根治性放疗或姑息性放疗、寡转移放疗等均建议累及野照射。

i 不可手术食管癌的同步放化疗联合免疫治疗的Ⅲ期研究（如 KEYNOTE-975、ESCORT-CRT、RATIONALE 311、KUNLUN 等）[9-11]正在进行中，小样本研究初步显示放化疗联合免疫治疗在不可手术食管癌中的安全性及疗效较好[12]。

j 根据目前国内外共识，食管癌寡转移的定义：食管鳞癌寡转移定义为3个器官内≤5个转移灶，且单个器官系统中的转移瘤数量≤3个；食管腺癌寡转移定义为单个器官内≤3个转移灶或者1个区域外淋巴结站转移，所有食管癌寡转移灶都适合局部治疗。局部治疗包括放疗、手术、消融等治疗手段。多个研究显示，在系统性药物治疗基础上加入局部治疗有望改善患者预后，特别是可以显著提高无进展生存期[13-15]。食管癌寡转移的治疗较复杂，建议根据具体情况制订个体化决策。ESO-Shanghai 13随机对照Ⅱ期研究显示，术后复发或放疗后复发的食管鳞癌寡转移患者，相比单纯系统性药物治疗组，系统性药物治疗+局部治疗组的无进展生存期从6.4个月提高至15.3个月，死亡风险下降58%[13]。

参考文献

[1] 吕家华，李涛．食管癌放疗患者的营养治疗．肿瘤代谢与营养电子杂志，2017, 4 (2): 144-148.

[2] 吕家华，李涛，谢丛华，等．食管癌放疗患者肠内营养专家共识．肿瘤代谢与营养电子杂志，2015, 2 (4): 29-32.

[3] GEBSKI V, BURMEISTER B, SMITHERS B M, et al. Survival benefits from neoadjuvant chemoradiotherapy or chemotherapy in oesophageal carcinoma: a meta-analysis. Lancet Oncol, 2007, 8 (3): 226-234.

[4] SJOQUIST K M, BURMEISTER B H, SMITHERS B M, et al. Survival after neoadjuvant chemotherapy or chemoradiotherapy for resectable oesophageal carcinoma: an updated meta-analysis. Lancet Oncol, 2011, 12 (7): 681-692.

[5] YAMASAKI M, MIYATA H, YAMASHITA K, et al. Chemoradiotherapy versus triplet chemotherapy as initial therapy for T_{4b} esophageal cancer: survival results from a multicenter randomized phase 2 trial. Br J Cancer, 2023, 129 (1): 54-60.

[6] WANG X, KANG X K, ZHANG R X, et al. Chemoradiotherapy and subsequent immunochemotherapy as conversion therapy in unresectable locally advanced esophageal squamous cell carcinoma: a phase Ⅱ NEXUS-1 trial. Clin Cancer

Res, 2024, 30 (22): 5061-5072.
[7] MENG X, ZHENG A, WANG J, et al. Nimotuzumab plus concurrent chemo-radiotherapy in unresectable locally advanced oesophageal squamous cell carcinoma (ESCC): interim analysis from a phase 3 clinical trial. Br J Cancer, 2023, 9 (11): 1787-1792.
[8] WANG X, FENG G J, FU C R, et al. Preliminary results of the ALTER-E009 study: efficacy and safety of anlotinib combined with radiotherapy in patients with locally advanced or metastatic esophageal squamous cell carcinoma (ESCC): a multicenter, multi-cohort retrospective exploratory study. J Clin Oncol, 2025, 43 (4_suppl): 361.
[9] SHAH M A, BENNOUNA J, DOI T, et al. KEYNOTE-975 study design: a phase Ⅲ study of definitive chemoradiotherapy plus pembrolizumab in patients with esophageal carcinoma. Future Oncol, 2021, 17 (10): 1143-1153.
[10] WANG W H, LI J C, LI T, et al. A phase Ⅲ trial in progress comparing tislelizumab plus concurrent chemoradiotherapy (cCRT) with placebo plus cCRT in patients with localized esophageal squamous cell carcinoma (ESCC). J Clin Oncol, 2020, 38 (4_suppl): TPS475.
[11] WANG L H, CHEN M, KATO K, et al. A phase 3 randomized, double-blind, placebo-controlled, multicenter, global study of durvalumab with and after chemoradiotherapy in patients with locally advanced, unresectable esophageal squamous cell carcinoma: KUNLUN. J Clin Oncol, 2022, 40 (4_suppl): TPS373.
[12] ZHANG W, YAN C, GAO X, et al. Safety and feasibility of radiotherapy plus camrelizumab for locally advanced esophageal squamous cell carcinoma. Oncologist, 2021, 26 (7): e1110-e1124.
[13] LIU Q, CHEN J, LIN Y, et al. Systemic therapy with or without local intervention for oligometastatic oesophageal squamous cell carcinoma (ESO-Shanghai 13): an open-label, randomised, phase 2 trial. Lancet Gastroenterol Hepatol, 2024, 9 (1): 45-55.
[14] WU L, LI B, WAN G, et al. Toripalimab plus chemotherapy and radiotherapy for treatment-naive advanced esophageal squamous cell carcinoma: a single-arm phase 2 trial. Nat Commun, 2024, 15 (1): 7116.
[15] LV X, WANG S, ZHANG W, et al. Radiotherapy combined with chemoimmunotherapy improves survival compared to chemoimmunotherapy alone as first-line treatment for oligometastatic esophageal squamous cell carcinoma. Strahlenther Onkol, 2025.

2.2 转移性 / 复发食管及食管胃连接部癌的治疗原则

2.2.1 远处转移性食管及食管胃连接部癌的治疗原则

一线治疗

分层		Ⅰ级推荐	Ⅱ级推荐	Ⅲ级推荐
HER-2 阳性腺癌	PS 0~1 分	帕博利珠单抗 + 曲妥珠单抗 + 顺铂 / 奥沙利铂 + 氟尿嘧啶类（PD-L1 表达 CPS ≥ 1）［1A 类］ 曲妥珠单抗联合顺铂 +5-FU/ 卡培他滨［1A 类］		曲妥珠单抗联合其他一线化疗方案［2B 类］

一线治疗（续）

分层		Ⅰ级推荐	Ⅱ级推荐	Ⅲ级推荐
HER-2 阴性腺癌		帕博利珠单抗 + 顺铂 / 奥沙利铂 + 氟尿嘧啶类（5-FU 或卡培他滨）（PD-L1 表达 CPS ≥ 5）［1A 类］ 纳武利尤单抗 + 奥沙利铂 + 氟尿嘧啶类（5-FU 或卡培他滨）（PD-L1 表达 CPS ≥ 5）［1A 类］ 信迪利单抗 + 奥沙利铂 + 卡培他滨（PD-L1 表达 CPS ≥ 5）［1A 类］ 替雷利珠单抗 + 奥沙利铂 + 卡培他滨，或替雷利珠单抗 + 顺铂 +5-FU（PD-L1 表达 TAP ≥ 5%）［1A 类］ 舒格利单抗 + 奥沙利铂 + 卡培他滨（PD-L1 表达 CPS ≥ 5）［1A 类］ 卡度尼利单抗 + 奥沙利铂 + 卡培他滨［1A 类］ 顺铂 + 氟尿嘧啶［1A 类］ 奥沙利铂 + 氟尿嘧啶［1A 类］ 顺铂或奥沙利铂 + 氟尿嘧啶类 + 多西他赛（适用于 PS 评分良好、可配合定期行不良反应评估的患者）［1A 类］	帕博利珠单抗 + 顺铂 / 奥沙利铂 + 氟尿嘧啶类（5-FU 或卡培他滨）（PD-L1 表达 CPS<5 或无法进行 PD-L1 表达检测）［1A 类］ 纳武利尤单抗 + 奥沙利铂 + 氟尿嘧啶类（5-FU 或卡培他滨）（PD-L1 表达 CPS<5 或无法进行 PD-L1 表达检测）［1A 类］ 信迪利单抗 + 奥沙利铂 + 卡培他滨（CPS<5 或无法进行 PD-L1 表达检测）［1A 类］ 替雷利珠单抗 + 奥沙利铂 + 卡培他滨，或替雷利珠单抗 + 顺铂 +5-FU（PD-L1 表达 TAP<5% 或无法进行 PD-L1 表达检测）［1A 类］ 佐妥昔单抗 + 奥沙利铂 + 氟尿嘧啶类（5-FU 或卡培他滨）（Claudin18.2 表达阳性）［1A 类］[a] 伊立替康 + 氟尿嘧啶类［2A 类］ 氟尿嘧啶类或紫杉类单药［2A 类］	

一线治疗（续）

分层		Ⅰ级推荐	Ⅱ级推荐	Ⅲ级推荐
鳞癌	PS 0~1 分	帕博利珠单抗 + 铂类 + 氟尿嘧啶类化疗（PD-L1 表达 CPS ≥ 1）［1A 类］ 卡瑞利珠单抗 + 顺铂 + 紫杉醇（PD-L1 表达 TPS ≥ 1）［1A 类］ 纳武利尤单抗 + 氟尿嘧啶类 + 铂类化疗（PD-L1 表达 CPS ≥ 1）［1A 类］ 特瑞普利单抗 + 顺铂 + 紫杉醇（PD-L1 表达 CPS ≥ 1）［1A 类］ 信迪利单抗 + 顺铂 + 紫杉醇，或信迪利单抗 + 氟尿嘧啶 + 顺铂（PD-L1 表达 CPS ≥ 1）［1A 类］ 斯鲁利单抗 + 顺铂 +5-FU（PD-L1 表达 CPS ≥ 1）［1A 类］ 替雷利珠单抗 + 紫杉醇 + 铂类化疗，或替雷利珠单抗 + 氟尿嘧啶类 + 铂类化疗（PD-L1 表达 TAP ≥ 1%）［1A 类］ 舒格利单抗 + 氟尿嘧啶类 + 铂类化疗（PD-L1 表达 CPS≥1）［1A 类］ 顺铂 + 氟尿嘧啶［2A 类］	帕博利珠单抗 + 铂类 + 氟尿嘧啶类化疗（PD-L1 表达 CPS<1 或无法进行 PD-L1 表达检测）［1A 类］ 卡瑞利珠单抗 + 顺铂 + 紫杉醇（PD-L1 表达 TPS<1 或无法进行 PD-L1 表达检测）［1A 类］ 纳武利尤单抗 + 氟嘧啶类 + 铂类化疗（PD-L1 表达 CPS<1 或无法进行 PD-L1 表达检测）［1A 类］ 特瑞普利单抗 + 顺铂 + 紫杉醇（PD-L1 表达 CPS<1 或无法进行 PD-L1 表达检测）［1A 类］ 信迪利单抗 + 顺铂 + 紫杉醇，或信迪利单抗 + 氟尿嘧啶 + 顺铂（PD-L1 表达 CPS<1 或无法进行 PD-L1 表达检测）［1A 类］ 替雷利珠单抗 + 紫杉醇 + 铂类化疗，或替雷利珠单抗 + 氟尿嘧啶类 + 铂类化疗（PD-L1 表达 TAP<1% 或无法进行 PD-L1 表达检测）［1A 类］ 舒格利单抗 + 氟尿嘧啶类 + 铂类化疗（PD-L1 表达 CPS<1 或无法进行 PD-L1 表达检测）［1A 类］	
腺癌及鳞癌	PS ≥ 2 分	最佳支持治疗 / 对症处理［2A 类］		

【注释】

a Claudin18.2 表达阳性的标准：免疫组织化学显示 ≥75% 的肿瘤细胞染色为 2+~3+。在 SPOTLIGHT 及 GLOW 两项Ⅲ期临床研究中，虽然佐妥昔单抗联合化疗相较安慰剂联合化疗均显著改善了 Claudin18.2 表达阳性的胃及食管胃连接部腺癌患者的 OS，但食管胃连接部腺癌患者占比较小（SPOTLIGHT 研究中试验组和对照组分别为 23% 和 26%，GLOW 研究中试验组和对照组分别为 13.8% 和 17.4%），且两项研究中食管胃连接部腺癌亚组的 OS 获益并不确切［SPOTLIGHT 研究中该亚组 OS 的 *HR* 为 1.07（95% *CI* 0.69~1.67），GLOW 研究中该亚组 OS 的 *HR* 为 1.013（95% *CI* 0.563~1.823）］，因此佐妥昔单抗联合化疗作为Ⅱ级推荐[1-2]。

b 在晚期食管鳞癌一线免疫检查点抑制剂联合化疗的 8 项Ⅲ期随机对照临床研究中，ASTRUM-007 研究（斯鲁利单抗联合化疗）仅纳入 PD-L1 表达 CPS ≥1 的人群[3]。其余 7 项未筛选 PD-L1 表达水平的研究均报告了不同 PD-L1 表达水平亚组的生存情况。综合而言，CPS<1 亚组（ESCORT-1st 研究采用 TPS 报告，分析 TPS<1 亚组；RATIONALE-306 研究采用 TAP 进行报告，分析 TAP<1% 亚组）接受免疫检查点抑制剂联合治疗的 OS 获益并不确切[3-6, 4-10]。因此，对于上述患者，或无法进行 PD-L1 检测的患者，免疫检查点抑制剂联合化疗作为Ⅱ级推荐。

c 在晚期食管鳞癌一线免疫检查点抑制剂联合化疗的 8 项Ⅲ期随机对照临床研究中所采用的化疗方案包括紫杉醇 + 铂类药物，以及氟尿嘧啶类 + 铂类药物[3-10]。8 项研究中所采用的具体药物和剂量参见“2.2.3 常用转移性 / 复发食管及食管胃连接部癌药物治疗方案”。8 项研究中所采用的铂类药物大多为顺铂，RATIONALE-306 研究中包括奥沙利铂[9]；在我国，奈达铂已获批食管癌的适应证，上述铂类药物均可考虑用于晚期食管鳞癌的一线治疗。氟尿嘧啶类药物除临床研究中所采用的氟尿嘧啶外，临床实践中也可考虑采用卡培他滨或替吉奥作为替代。白蛋白结合型紫杉醇和紫杉醇脂质体在晚期食管鳞癌患者中已有前瞻性Ⅱ期研究及回顾性研究的报道[11-14]，相较紫杉醇，这两类药物超敏反应的发生率低，白蛋白结合型紫杉醇兼有无须预处理、输液时间短的优点，临床实践中可考虑采用白蛋白结合型紫杉醇或紫杉醇脂质体替代紫杉醇用于晚期食管鳞癌的一线治疗。

d 免除化疗的治疗方案在晚期食管鳞癌的一线治疗中已有探索，但在我国尚无获批适应证的免除化疗的药物组合。CheckMate-648 研究中，纳武利尤单抗联合伊匹木单抗用于晚期食管鳞癌的一线治疗，相比单纯化疗，显著延长了患者的 OS；而亚组分析显示，PD-L1 表达 CPS<1 的人群 OS 获益不确切（*HR*=1.00，95% *CI* 0.52~1.94）[15]。基于上述结果，对于存在化疗禁忌或拒绝化疗，且 PD-L1 表达 CPS ≥ 1 的患者，可考虑纳武利尤单抗联合伊匹木单抗治疗。ALTER-E-003 研究是一项前瞻性多中心Ⅱ期临床研究，评价安罗替尼联合贝莫苏拜单抗用于晚期食管鳞癌的一线治疗：研究共纳入 46 例患者，经确认的 ORR 为 56.5%，疾病控制率（DCR）为 91.3%；无进展生存期（PFS）中位数达 15.74 个月；安全性方面，3 级以上不良事件的发生率为 28.3%[16]。基于上述结果，对于存在化疗禁忌或拒绝化疗的患者，也可考虑安罗替尼联合贝莫苏拜单抗治疗。

参考文献

[1] SHAH MA, SHITARA K, AJANI JA, et al. Zolbetuximab plus CAPOX in CLDN18. 2-positive gastric or gastroesophageal junction adenocarcinoma: the randomized, phase 3 GLOW trial. Nat Med, 2023, 29 (8): 2133-2141.

[2] SHITARA K, LORDICK F, BANG YJ, et al. Zolbetuximab plus mFOLFOX6 in patients with CLDN18. 2-positive, HER2-negative, untreated, locally advanced unresectable or metastatic gastric or gastro-oesophageal junction adenocarcinoma (SPOTLIGHT): a multicentre, randomised, double-blind, phase 3 trial. Lancet, 2023, 401 (10389): 1655-1668.

[3] SONG Y, ZHANG B, XIN D, et al. First-line serplulimab or placebo plus chemotherapy in PD-L1-positive esophageal squamous cell carcinoma: a randomized, double-blind phase 3 trial. Nat Med, 2023, 29 (2): 473-482.

[4] SUN JM, SHEN L, SHAH MA, et al. Pembrolizumab plus chemotherapy versus chemotherapy alone for first-line treatment of advanced oesophageal cancer (KEYNOTE-590): a randomised, placebo-controlled, phase 3 study. Lancet, 2021, 398 (10302): 759-771.

[5] LUO H, LU J, BAI Y, et al. Effect of camrelizumab vs placebo added to chemotherapy on survival and progression-free survival in patients with advanced or metastatic esophageal squamous cell carcinoma: the ESCORT-1st randomized clinical trial. JAMA, 2021, 326 (10): 916-925.

[6] DOKI Y, AJANI JA, KATO K, et al. Nivolumab combination therapy in advanced esophageal squamous-cell carcinoma. N Engl J Med, 2022, 386 (5): 449-462.

[7] WANG ZX, CUI C, YAO J, et al. Toripalimab plus chemotherapy in treatment-naïve, advanced esophageal squamous cell carcinoma (JUPITER-06): a multi-center phase 3 trial. Cancer Cell, 2022, 40 (3): 277-288.

[8] LU ZH, WANG JY, SHU Y, et al. Sintilimab versus placebo in combination with chemotherapy as first line treatment for locally advanced or metastatic oesophageal squamous cell carcinoma (ORIENT-15): multicentre, randomised, double blind, phase 3 trial. BMJ, 2022, 377: e068714.

[9] XU JM, KATO K, RAYMOND E, et al. Tislelizumab plus chemotherapy versus placebo plus chemotherapy as first-line treatment for advanced or metastatic oesophageal squamous cell carcinoma (RATIONALE-306): a global, randomised, placebo-controlled, phase 3 study. Lancet Oncol, 2023, 24 (5): 483-495.

[10] LI J, CHEN Z, BAI Y, et al. First-line sugemalimab with chemotherapy for advanced esophageal squamous cell carcinoma: a randomized phase 3 study. Nat Med, 2024, 30 (3): 740-748.

[11] SHI Y, QIN R, WANG ZK, et al. Nanoparticle albumin-bound paclitaxel combined with cisplatin as the first-line treatment for metastatic esophageal squamous cell carcinoma. Onco Targets Ther, 2013, 6: 585-591.

[12] WANG HY, YAO ZH, TANG H, et al. Weekly nanoparticle albumin-bound paclitaxel in combination with cisplatin versus weekly solvent-based paclitaxel plus cisplatin as first-line therapy in Chinese patients with advanced esophageal squamous cell carcinoma. Onco Targets Ther, 2016, 9: 5663-5669.

[13] ZHANG B, QI L, WANG X, et al. Phase Ⅱ clinical trial using camrelizumab combined with apatinib and chemotherapy as the first-line treatment of advanced esophageal squamous cell carcinoma. Cancer Commun (Lond), 2020, 40 (12): 711-720.

[14] XIN D, SONG Y, MU L, et al. The efficacy and safety of nanoparticle albumin bound-paclitaxel-based regimen as second-or third-line treatment in patients with advanced esophageal squamous cell carcinoma. Thorac Cancer, 2023, 14 (15): 1392-1397.

[15] DOKI Y, AJANI JA, KATO K, et al. Nivolumab combination therapy in advanced esophageal squamous-cell carcinoma. N Engl J Med, 2022, 386 (5): 449-462.

[16] MENG X, YANG X, HONG Y, et al. Anlotinib combined with benmelstobart as a chemo-free first-line treatment in advanced esophageal squamous cell carcinoma: an exploratory multicenter, single-arm phase Ⅱ clinical trial. Mol Cancer, 2025, 24 (1): 175.

二线及以上治疗

分层	Ⅰ级推荐	Ⅱ级推荐	Ⅲ级推荐
PS 0~2 分	卡瑞利珠单抗（鳞癌，既往未接受免疫检查点抑制剂治疗）［1A 类］ 帕博利珠单抗（鳞癌，既往未接受免疫检查点抑制剂治疗，PD-L1 表达 CPS ≥ 10）［1A 类］ 纳武利尤单抗（鳞癌，既往未接受免疫检查点抑制剂治疗）［1A 类］ 替雷利珠单抗（鳞癌，既往未接受免疫检查点抑制剂治疗）［1A 类］ 伊立替康 + 替吉奥（鳞癌）［2A 类］ 多西他赛单药（腺癌）［1A 类］ 紫杉醇单药（紫杉醇或紫杉醇口服溶液，腺癌）［1A 类］ 伊立替康单药（腺癌）［1A 类］ 紫杉醇 + 雷莫西尤单抗（腺癌）［1A 类］ 伊立替康 + 氟尿嘧啶（腺癌）［2A 类］	安罗替尼[a]（鳞癌）［2A 类］ 多西他赛单药（鳞癌）［3 类］ 紫杉醇单药（鳞癌）［3 类］ 伊立替康单药（鳞癌）［3 类］ 阿帕替尼（鳞癌）［3 类］ 德曲妥珠单抗（HER-2 阳性腺癌，二线）［1A 类］	白蛋白结合型紫杉醇单药（鳞癌）［3 类］ 卡瑞利珠单抗 + 阿帕替尼（鳞癌）［3 类］

分层	Ⅰ级推荐	Ⅱ级推荐	Ⅲ级推荐
PS 0~2 分	曲妥珠单抗＋紫杉醇（HER-2 阳性腺癌，铂类治疗失败且既往未接受过曲妥珠单抗）［2A 类］ 维迪西妥单抗（HER-2 阳性腺癌，三线及以上）［3 类］ 德曲妥珠单抗（HER-2 阳性腺癌，三线及以上）［3 类］ 阿帕替尼（腺癌，三线及以上）［1A 类］ 纳武利尤单抗（腺癌，三线及以上且既往未接受免疫检查点抑制剂治疗）［1A 类］		
PS ≥ 3 分	最佳支持治疗 / 对症处理［2A 类］		

【注释】

a 有出血风险的患者除外。

b ALTER-E-006 研究回顾性分析了安罗替尼联合免疫检查点抑制剂治疗既往免疫经治的晚期食管鳞癌的多中心、真实世界数据，研究结果在 2023 年 6 月的欧洲肿瘤内科学会 - 胃肠道肿瘤大会

（ESMO-GI）上进行了报道：研究共纳入 96 例既往接受过一种 PD-1/PD-L1/CTLA-4 药物（单药或联合）治疗失败的受试者，在 71 例可评效的受试者中，ORR 为 29.6%，DCR 为 91.5%；96 例受试者的 OS 中位数达 10.97 个月，PFS 中位数达 6.31 个月[1]。由于既往接受过免疫检查点抑制剂联合化疗或单药治疗失败的晚期食管鳞癌患者目前无标准治疗，对于此类患者，可考虑安罗替尼联合免疫检查点抑制剂治疗。

c 2023 年 10 月，*Lancet Oncology* 发表卡度尼利单抗在晚期实体瘤患者中的Ⅰb/Ⅱ期临床研究结果。该研究的Ⅱ期部分纳入 22 例既往治疗失败的晚期食管鳞癌患者，ORR 达 18.2%，DCR 为 50.0%[2]。基于上述结果，对于既往治疗失败的晚期食管鳞癌患者，可考虑卡度尼利单抗治疗。

参考文献

[1] HUANG J, LIU J, HONG Y, et al. Preliminary results of the feasibility and tolerability of anlotinib plus PD-1 blockades among patients with previously immunotherapy treated advanced esophageal squamous cell carcinoma (ESCC): a retrospective exploratory study. Annals Oncol, 2023, 34 (Suppl_1): S73.

[2] GAO X, XU N, LI Z, et al. Safety and antitumour activity of cadonilimab, an anti-PD-1/CTLA-4 bispecific antibody, for patients with advanced solid tumours (COMPASSION-03):a multicentre,open-label,phase 1b/2 trial.Lancet Oncol,2023,24(10):1134-1146.

2.2.2 局部区域复发食管及食管胃连接部癌的治疗

复发情况	分层一	分层二	Ⅰ级推荐	Ⅱ级推荐	Ⅲ级推荐
局部区域复发	可手术切除	复发部位未接受过放疗	根治性手术[a，b]［2A 类］	同步放化疗[c，d]（拒绝手术或有手术禁忌）［2B 类］ 系统性药物治疗[e]+ 放疗（不能耐受同步放化疗）［2B 类］ 系统性药物治疗[e]［2B 类］	放疗[d]（不能耐受同步放化疗）［3 类］
		复发部位接受过放疗	挽救性手术［1 类］ 系统性药物治疗[e]［2A 类］		
局部区域复发	不可手术切除	复发部位未接受过放疗		同步放化疗[c，d]［2B 类］ 系统性药物治疗[e]+ 放疗（不能耐受同步放化疗）［2B 类］ 系统性药物治疗[e]［2B 类］	放疗[d]（不能耐受同步放化疗）［3 类］
		复发部位接受过放疗	系统性药物治疗[e]［2A 类］		

【注释】

a 手术适应证：①一般情况尚可，心肺功能尚能适应手术；②食管钡餐造影、气管镜检查、胸腹部 CT 及 MRI 检查，病变考虑有切除可能；③肿瘤外侵，切除困难，但经过放化疗后病变缩小，有切除可能；④其他各项检查未发现明显远处转移病灶[1-2]。

b 再次手术时，在保证切缘阴性的情况下，可弓下吻合或弓上吻合或颈部吻合。可采用的替代器官有结肠、胃、空肠[3-4]。

c 同步化疗方案：详见“可切除食管癌的治疗”注释“i”。放化疗联合免疫治疗在复发患者中的研究正在探索之中，因此推荐在临床研究范畴内开展[5]。

d 放疗：有条件的单位推荐采用调强适形放射治疗技术。

e 治疗方案及各方案的推荐级别详见“2.2.1 远处转移性食管及食管胃连接部癌的治疗原则”和“2.2.3 常用转移性 / 复发食管及食管胃连接部癌药物治疗方案”。

参考文献

[1] SCHIPPER P H, CASSIVI S D, DESCHAMPS C, et al. Locally recurrent esophageal carcinoma: when is re-resection indicated？. Ann Thorac Surg, 2005, 80 (3): 1001-1006.

[2] MAISH M S, DE MEESTER S R. Indications and technique of colon and jejunal interpositions for esophageal disease. Surg Clin N Am, 2005, 85 (3): 505-514.

[3] 黄杰 , 程邦昌 , 夏军 , 等 . 胃食管术后中、上段食管癌的外科干预 . 临床外科杂志 , 2006, 14 (8): 488-490.

[4] 卫功铨，邵令方，刘先本，等. 食管癌、贲门癌术后复发的再次手术. 中华外科杂志，1998, 36 (4): 26-28.
[5] CHEN Y S, ZHAO W S, ZUO Z G, et al. A prospective clinical trial of camrelizumab in combination with chemoradiotherapy in patients with metastatic esophageal squamous cell carcinoma. J Clin Oncol, 2022, 40 (4_suppl): 326.

2.2.3 常用转移性 / 复发食管及食管胃连接部癌药物治疗方案

（1）一线治疗方案

曲妥珠单抗 + 化疗[1]（HER-2 阳性腺癌，化疗可选择顺铂或奥沙利铂 + 氟尿嘧啶类）

每 21 天重复方案：第一周期负荷剂量 8mg/kg 静脉滴注 d1；后续周期维持剂量 6mg/kg 静脉滴注 d1

每 14 天重复方案：第一周期负荷剂量 6mg/kg 静脉滴注 d1；后续周期维持剂量 4mg/kg 静脉滴注 d1

曲妥珠单抗 + 帕博利珠单抗 + 化疗[2-3]（HER-2 阳性腺癌）

曲妥珠单抗，第一周期负荷剂量 8mg/kg 静脉滴注 d1；后续周期维持剂量 6mg/kg 静脉滴注 d1

帕博利珠单抗 200mg 静脉滴注 d1

顺铂 $80mg/m^2$ 静脉滴注 d1

5-FU $800mg/m^2$ 每日持续静脉输注 d1~5

每 21 天重复

或

曲妥珠单抗，第一周期负荷剂量 8mg/kg 静脉滴注 d1；后续周期维持剂量 6mg/kg 静脉滴注 d1

帕博利珠单抗 200mg 静脉滴注 d1

奥沙利铂 130mg/m^2 静脉滴注 d1

卡培他滨 1 000mg/m^2 每日 2 次口服 d1~14

每 21 天重复

帕博利珠单抗 + 顺铂 + 氟尿嘧啶[4-5]

帕博利珠单抗 200mg 静脉滴注 d1

顺铂 80mg/m^2 静脉滴注 d1

氟尿嘧啶 800mg/m^2，每日持续静脉输注 d1~5

每 21 天重复

或

帕博利珠单抗 200mg 静脉滴注 d1

奥沙利铂 130mg/m^2 静脉滴注 d1

卡培他滨 1 000mg/m^2 每日 2 次口服 d1~14

每 21 天重复

纳武利尤单抗 + 奥沙利铂 + 氟尿嘧啶类[6]（腺癌）

纳武利尤单抗 360mg 静脉滴注 d1

奥沙利铂 $130mg/m^2$ 静脉滴注 d1
卡培他滨 1 $000mg/m^2$ 每日 2 次口服 d1~14
每 21 天重复
或
纳武利尤单抗 240mg 静脉滴注 d1
奥沙利铂 $85mg/m^2$ 静脉滴注 d1
5-FU $400mg/m^2$ 静脉滴注 d1，然后 1 $200mg/m^2$ 每日持续静脉输注 d1~2
LV $400mg/m^2$ 静脉滴注 d1
每 14 天重复

信迪利单抗 + 奥沙利铂 + 卡培他滨[7]（腺癌）
信迪利单抗 3mg/kg（体重<60kg）或 200mg（体重 ≥ 60kg）静脉滴注 d1
奥沙利铂 $130mg/m^2$ 静脉滴注 d1
卡培他滨 1 $000mg/m^2$ 每日 2 次口服 d1~14
每 21 天重复

替雷利珠单抗 + 奥沙利铂 + 卡培他滨，或替雷利珠单抗 + 顺铂 +5-FU[8]（腺癌）
替雷利珠单抗 200mg 静脉滴注 d1
奥沙利铂 $130mg/m^2$ 静脉滴注 d1

卡培他滨 1 000mg/m^2 每日 2 次口服 d1~14

每 21 天重复

或

替雷利珠单抗 200mg 静脉滴注 d1

顺铂 80mg/m^2 静脉滴注 d1

5-FU 800mg/m^2 每日持续静脉输注 d1~5

每 21 天重复

舒格利单抗 + 奥沙利铂 + 卡培他滨[9]（PD-L1 表达 CPS ≥ 5 腺癌）

舒格利单抗 1 200mg 静脉滴注 d1

奥沙利铂 130mg/m^2 静脉滴注 d1

卡培他滨 1 000mg/m^2 每日 2 次口服 d1~14

每 21 天重复

卡度尼利单抗 + 奥沙利铂 + 卡培他滨[10]（腺癌）

卡度尼利单抗 10mg/kg 静脉滴注 d1

奥沙利铂 130mg/m^2 静脉滴注 d1

卡培他滨 1 000mg/m^2 每日 2 次口服 d1~14

每 21 天重复

佐妥昔单抗 + 奥沙利铂 + 氟尿嘧啶类（5-FU 或卡培他滨）（Claudin18.2 表达阳性腺癌）[11-12]

佐妥昔单抗，第一周期负荷剂量 800mg/m² 静脉滴注 d1；后续周期维持剂量 600mg/m² 静脉滴注 d1

每 21 天重复

联合 XELOX 或 mFOLFOX6 方案化疗

奥沙利铂 130mg/m² 静脉滴注 d1

卡培他滨 1 000mg/m² 每日 2 次口服 d1~14

每 21 天重复

或

奥沙利铂 85mg/m² 静脉滴注 d1

5-FU 400mg/m² 静脉滴注 d1，然后 2 400mg/m² 46~48 小时持续静脉输注 d1

LV 400mg/m² 静脉滴注 d1

每 14 天重复

卡瑞利珠单抗 + 顺铂 + 紫杉醇[13]（鳞癌）

卡瑞利珠单抗 200mg 静脉滴注 d1

顺铂 75mg/m² 静脉滴注 d1

紫杉醇 175mg/m² 静脉滴注 d1

每 21 天重复

纳武利尤单抗 + 顺铂 + 氟尿嘧啶类[14]（鳞癌）

纳武利尤单抗 240mg 静脉滴注 d1

每 14 天重复，联合

顺铂 80mg/m^2 静脉滴注 d1

5-FU 800mg/m^2 每日持续静脉输注 d1~5

每 28 天重复

纳武利尤单抗 + 伊匹木单抗[14]（鳞癌）

纳武利尤单抗 3mg/kg 静脉滴注 d1

每 14 天重复，联合

伊匹木单抗 1mg/kg 静脉滴注 d1

每 42 天重复

特瑞普利单抗 + 顺铂 + 紫杉醇[15]（鳞癌）

特瑞普利单抗 240mg 静脉滴注 d1

顺铂 75mg/m^2 静脉滴注 d1

紫杉醇 175mg/m^2 静脉滴注 d1

每 21 天重复

信迪利单抗 + 顺铂 + 紫杉醇 /5-FU[16]（鳞癌）

信迪利单抗 3mg/kg（体重 <60kg）或 200mg（体重 ≥ 60kg）静脉滴注 d1

顺铂 75mg/m^2 静脉滴注 d1

紫杉醇 175mg/m^2 静脉滴注 d1 或 5-FU 800mg/m^2 每日持续静脉输注 d1~5

每 21 天重复

斯鲁利单抗 + 顺铂 +5-FU[17]（PD-L1 表达阳性鳞癌）

斯鲁利单抗 3mg/kg 静脉滴注 d1

顺铂 50mg/m^2 静脉滴注 d1

5-FU 1 200mg/m^2 每日持续静脉输注 d1~2

每 14 天重复

替雷利珠单抗 + 顺铂 + 紫杉醇，或替雷利珠单抗 + 顺铂 +5FU/ 卡培他滨[18]（鳞癌）

替雷利珠单抗 200mg 静脉滴注 d1

顺铂 60~80mg/m^2 静脉滴注 d1

紫杉醇 175mg/m^2 静脉滴注 d1

每 21 天重复

或

替雷利珠单抗 200mg 静脉滴注 d1

顺铂 60~80mg/m^2 静脉滴注 d1
5-FU 750~800mg/m^2 每日持续静脉输注 d1~5，或卡培他滨 1 000mg/m^2 每日 2 次口服 d1~14
每 21 天重复

舒格利单抗 + 顺铂 + 氟尿嘧啶[19]（鳞癌）
舒格利单抗 1 200mg 静脉滴注 d1
顺铂 80mg/m^2 静脉滴注 d1
氟尿嘧啶 800mg/m^2 每日持续静脉输注 d1~4
每 21 天重复

顺铂 + 氟尿嘧啶类[20-23]
顺铂 75~100mg/m^2 静脉滴注 d1
5-FU 750~1 000mg/m^2 每日持续静脉输注 d1~4
每 28 天重复

顺铂 50mg/m^2 静脉滴注 d1
5-FU 2 000mg/m^2 24 小时持续静脉输注 d1
LV 200mg/m^2 静脉滴注 d1
每 14 天重复

顺铂 80mg/m^2 静脉滴注 d1
卡培他滨 1 000mg/m^2 每日 2 次口服 d1~14
每 21 天重复

奥沙利铂 + 氟尿嘧啶类[21，24-25]

奥沙利铂 +5-FU/CF：
奥沙利铂 85mg/m^2 静脉滴注 d1
LV 400mg/m^2 静脉滴注 d1
5-FU 400mg/m^2 静脉推注 d1，然后 1 200mg/m^2 24 小时持续静脉输注 d1~2
每 14 天重复

奥沙利铂 85mg/m^2 静脉滴注 d1
LV 200mg/m^2 静脉滴注 d1
5-FU 2 600mg/m^2 24 小时持续静脉输注 d1
每 14 天重复

奥沙利铂 130mg/m^2 静脉滴注 d1
卡培他滨 1 000mg/m^2 每日 2 次口服 d1~14
每 21 天重复

铂类 +5-FU/CF+ 多西他赛[26-28]

顺铂 40mg/m^2 静脉滴注 d3

LV 400mg/m^2 静脉滴注 d1

5-FU 400mg/m^2 静脉推注 d1，然后 1 000mg/m^2 每日持续静脉输注 d1~2

多西他赛 40mg/m^2 静脉滴注 d1

每 14 天重复

奥沙利铂 85mg/m^2 静脉滴注 d1

5-FU 1 200mg/m^2 每日持续静脉输注 d1~2

多西他赛 50mg/m^2 静脉滴注 d1

每 14 天重复

卡铂 AUC=6 静脉滴注，d2

5-FU 1 200mg/m^2 每日持续静脉输注 d1~3

多西他赛 75mg/m^2 静脉滴注 d1

每 21 天重复

伊立替康 +5-FU[29-30]

伊立替康 180mg/m^2 静脉滴注 d1

LV 400mg/m^2 静脉滴注 d1

5-FU 400mg/m^2 静脉推注 d1，然后 2 000mg/m^2 每日持续静脉输注 d1~2

每 14 天重复

伊立替康 80mg/m^2 静脉滴注 d1

LV 500mg/m^2 静脉滴注 d1

5-FU 2 000mg/m^2 每日持续静脉输注 d1

每周重复，连续 6 周后停止 2 周

氟尿嘧啶单药[22，31-32]

LV 400mg/m^2 静脉滴注 d1

5-FU 400mg/m^2 静脉推注 d1，然后 1 200mg/m^2 每日持续静脉输注 d1~2

每 14 天重复

5-FU 800mg/m^2 每日持续静脉输注 d1~5

每 28 天重复

卡培他滨 1 000~1 250mg/m^2 每日 2 次口服 d1~14

每 21 天重复

紫杉类单药[33-36]

多西他赛 75~100mg/m^2 静脉滴注 d1

每 21 天重复

紫杉醇 135~175mg/m^2 静脉滴注 d1

每 21 天重复

紫杉醇 80mg/m^2 静脉滴注 d1、d8、d15、d22

每 28 天重复

安罗替尼 + 贝莫苏拜单抗[37]鳞癌

安罗替尼 12mg/d 口服 d1~14

贝莫苏拜单抗 1 200mg 静脉滴注 d1

每 21 天重复

（2）二线及后续治疗方案

卡瑞利珠单抗[38]（鳞癌）

200mg 静脉滴注 d1

每 14 天重复

帕博利珠单抗[39]（鳞癌，CPS ≥ 10）

200mg 静脉滴注 d1

每 21 天重复

或

400mg 静脉滴注 d1

每 42 天重复

纳武利尤单抗[40-41]（腺癌，三线或以上；鳞癌，二线或以上）

240mg 或 3mg/kg 静脉滴注 d1

每 14 天重复

或

480mg 静脉滴注 d1

每 28 天重复

替雷利珠单抗[42]（鳞癌）

200mg 静脉滴注 d1

每 21 天重复

紫杉醇 + 雷莫西尤单抗[43]（腺癌）

紫杉醇 80mg/m^2 静脉滴注 d1、d8、d15、d22
雷莫西尤单抗 8mg/kg 静脉滴注 d1、d15
每 28 天重复

紫杉类[33-36，44]

多西他赛 75~100mg/m^2 静脉滴注 d1
每 21 天重复

紫杉醇 175mg/m^2 静脉滴注 d1
每 21 天重复

紫杉醇 80mg/m^2 静脉滴注 d1、d8、d15、d22
每 28 天重复

紫杉醇 80mg/m^2 静脉滴注 d1、d8、d15
每 28 天重复

紫杉醇口服溶液 200mg/m^2 每日 2 次口服 d1、d8、d15（腺癌）
每 28 天重复

伊立替康[45-48]

伊立替康 150~180mg/m^2 静脉滴注 d1

每 14 天重复

伊立替康 125mg/m^2 静脉滴注 d1、d8

每 21 天重复

伊立替康 + 氟尿嘧啶[46]

伊立替康 180mg/m^2 静脉滴注 d1

LV 400mg/m^2 静脉滴注 d1

5-FU 400mg 静脉推注 d1，然后 1 200mg/m^2 每日持续静脉输注 d1~2

每 14 天重复

伊立替康 + 替吉奥[49]

伊立替康 160mg/m^2 静脉滴注 d1

替吉奥 40~60mg 每日 2 次口服 d1~10

每 14 天重复

维迪西妥单抗[50]（HER-2 阳性腺癌，三线或以上）

维迪西妥单抗 2.5mg/kg 静脉滴注 d1
每 14 天重复

德曲妥珠单抗[51-52]（HER-2 阳性腺癌，二线或以上）
德曲妥珠单抗 6.4mg/kg 静脉滴注 d1
每 21 天重复

安罗替尼[53]（鳞癌）
安罗替尼 12mg/d 口服 d1~14
每 21 天重复

阿帕替尼[54-55]
阿帕替尼 250~500mg/d 口服，连续服用

白蛋白结合型紫杉醇[56]
白蛋白结合型紫杉醇 100~150mg/m² 静脉滴注 d1、d8
每 21 天重复

卡瑞利珠单抗 + 阿帕替尼[57]（鳞癌）

卡瑞利珠单抗 200mg 静脉滴注 d1

阿帕替尼 250mg/d 口服

每 14 天重复

安罗替尼 + 免疫检查点抑制剂（鳞癌，既往接受过免疫检查点抑制剂治疗）[58]

安罗替尼 12mg/d 口服 d1~14

每 21 天重复

免疫检查点抑制剂的剂量和用法与单药使用时相同

卡度尼利单抗[59]（鳞癌）

卡度尼利单抗 6mg/kg 静脉滴注 d1

每 14 天重复

参考文献

[1] BANG Y J, VAN CUTSEM E, FEYEREISLOVA A, et al. Trastuzumab in combination with chemotherapy versus chemotherapy alone for treatment of HER2-positive advanced gastric or gastro-oesophageal junction cancer (ToGA): a phase 3, open-label, randomised controlled trial. Lancet, 2010, 376 (9742): 687-697.

[2] JANJIGIAN Y Y, KAWAZOE A, YANEZ P, et al. The KEYNOTE-811 trial of dual PD-1 and HER2 blockade in

HER2-positive gastric cancer. Nature, 2021, 600 (7890): 727-730.
[3] JANJIGIAN Y Y, KAWAZOE A, YANEZ P, et al. Pembrolizumab plus trastuzumab and chemotherapy for HER2-positive gastric or gastro-oesophageal junction adenocarcinoma: interim analyses from the phase 3 KEYNOTE-811 randomised placebo-controlled trial. Lancet, 2023, 402 (10418): 2197-2208.
[4] SUN J M, SHEN L, SHAH M A, et al. Pembrolizumab plus chemotherapy versus chemotherapy alone for first-line treatment of advanced oesophageal cancer (KEYNOTE-590): a randomised, placebo-controlled, phase 3 study. Lancet, 2021, 398 (10302): 759-771.
[5] RHA S Y, OH D Y, YANEZ P, et al. Pembrolizumab plus chemotherapy versus placebo plus chemotherapy for HER2-negative advanced gastric cancer (KEYNOTE-859): a multicentre, randomised, double-blind, phase 3 trial. Lancet Oncol, 2023, 24 (11): 1181-1195.
[6] JANJIGIAN Y Y, SHITARA K, MOEHLER M, et al. First-line nivolumab plus chemotherapy versus chemotherapy alone for advanced gastric, gastro-oesophageal junction, and oesophageal adenocarcinoma (CheckMate 649): a randomised, open-label, phase 3 trial. Lancet, 2021, 398 (10294): 27-40.
[7] XU J M, JIANG H P, PAN Y Y, et al. Sintilimab plus chemotherapy for unresectable gastric or gastroesophageal junction cancer: the ORIENT-16 randomized clinical trial. JAMA, 2023, 330 (21): 2064-2074.
[8] QIU M Z, OH D Y, KATO K, et al. Tislelizumab plus chemotherapy versus placebo plus chemotherapy as first line treatment for advanced gastric or gastro-oesophageal junction adenocarcinoma: RATIONALE-305 randomised, double blind, phase 3 trial. BMJ, 2024, 385: e078876.
[9] ZHANG X T, WANG J F, WANG G, et al. First-line sugemalimab plus chemotherapy for advanced gastric cancer: the GEMSTONE-303 randomized clinical trial. JAMA, 2025, 333 (15): 1305-1314.
[10] SHEN L, ZHANG Y, LI Z, et al. First-line cadonilimab plus chemotherapy in HER2-negative advanced gastric or gastroesophageal junction adenocarcinoma: a randomized, double-blind, phase 3 trial. Nat Med, 2025, 31 (4): 1163-1170.

[11] SHAH M A, SHITARA K, AJANI J A, et al. Zolbetuximab plus CAPOX in CLDN18. 2-positive gastric or gastroesophageal junction adenocarcinoma: the randomized, phase 3 GLOW trial. Nat Med, 2023, 29 (8): 2133-2141.

[12] SHITARA K, LORDICK F, BANG Y J, et al. Zolbetuximab plus mFOLFOX6 in patients with CLDN18. 2-positive, HER2-negative, untreated, locally advanced unresectable or metastatic gastric or gastro-oesophageal junction adenocarcinoma (SPOTLIGHT): a multicentre, randomised, double-blind, phase 3 trial. Lancet, 2023, 401 (10389): 1655-1668.

[13] LUO H, LU J, BAI Y, et al. Effect of camrelizumab vs placebo added to chemotherapy on survival and progression-free survival in patients with advanced or metastatic esophageal squamous cell carcinoma: the ESCORT-1st randomized clinical trial. JAMA, 2021, 326 (10): 916-925.

[14] DOKI Y, AJANI J A, KATO K, et al. Nivolumab combination therapy in advanced esophageal squamous-cell carcinoma. N Engl J Med, 2022, 386 (5): 449-462.

[15] WANG Z X, CUI C, YAO J, et al. Toripalimab plus chemotherapy in treatment-naïve, advanced esophageal squamous cell carcinoma (JUPITER-06): a multi-center phase 3 trial. Cancer Cell, 2022, 40 (3): 277-288.

[16] LU Z H, WANG J Y, SHU Y, et al. Sintilimab versus placebo in combination with chemotherapy as first line treatment for locally advanced or metastatic oesophageal squamous cell carcinoma (ORIENT-15): multicentre, randomised, double blind, phase 3 trial. BMJ, 2022, 377: e068714.

[17] SONG Y, ZHANG B, XIN D, et al. First-line serplulimab or placebo plus chemotherapy in PD-L1-positive esophageal squamous cell carcinoma: a randomized, double-blind phase 3 trial. Nat Med, 2023, 29 (2): 473-482.

[18] XU J M, KATO K, RAYMOND E, et al. Tislelizumab plus chemotherapy versus placebo plus chemotherapy as first-line treatment for advanced or metastatic oesophageal squamous cell carcinoma (RATIONALE-306): a global, randomised, placebo-controlled, phase 3 study. Lancet Oncol, 2023, 24 (5): 483-495.

[19] LI J,CHEN Z,BAI Y,et al. First-line sugemalimab with chemotherapy for advanced esophageal squamous cell

carcinoma:a randomized phase 3 study. Nat Med, 2024, 30(3):740-748.

[20] LORENZEN S, SCHUSTER T, PORSCHEN R, et al. Cetuximab plus cisplatin-5-fluorouracil versus cisplatin-5-fluorouracil alone in first-line metastatic squamous cell carcinoma of the esophagus: a randomized phase Ⅱ study of the Arbeitsgemeinschaft Internistische Onkologie. Ann Oncol, 2009, 20 (10): 1667-1673.

[21] AL-BATRAN S E, HARTMANN J T, PROBST S, et al. Phase Ⅲ trial in metastatic gastroesophageal adenocarcinoma with fluorouracil, leucovorin plus either oxaliplatin or cisplatin: a study of the Arbeitsgemeinschaft Internistische Onkologie. J Clin Oncol, 2008, 26 (9): 1435-1442.

[22] BOUCHE O, RAOUL J L, BONNETAIN F, et al. Randomized multicenter phase Ⅱ trial of a biweekly regimen of fluorouracil and leucovorin (LV5FU2), LV5FU2 plus cisplatin, or LV5FU2 plus irinotecan in patients with previously untreated metastatic gastric cancer: a Federation Francophone de Cancerologie Digestive Group Study: FFCD 9803. J Clin Oncol, 2004, 22 (21): 4319-4328.

[23] KANG Y K, KANG W K, SHIN D B, et al. Capecitabine/cisplatin versus 5-fluorouracil/cisplatin as first-line therapy in patients with advanced gastric cancer: a randomised phase Ⅲ noninferiority trial. Ann Oncol, 2009, 20 (4): 666-673.

[24] CUNNINGHAM D, STARLING N, RAO S, et al. Capecitabine and oxaliplatin for advanced esophagogastric cancer. N Engl J Med, 2008, 358 (1): 36-46.

[25] KIM G M, JEUNG H C, RHA S Y, et al. A randomized phase Ⅱ trial of S-1-oxaliplatin versus capecitabine-oxaliplatin in advanced gastric cancer. Eur J Cancer, 2012, 48 (4): 518-526.

[26] SHAH M A, JANJIGIAN Y Y, STOLLER R, et al. Randomized multicenter phase Ⅱ study of modified docetaxel, cisplatin, and fluorouracil (DCF) versus DCF plus growth factor support in patients with metastatic gastric adenocarcinoma: a study of the US Gastric Cancer Consortium. J Clin Oncol, 2015, 33 (33): 3874-3879.

[27] SHANKARAN V, MULCAHY M F, HOCHSTER H S, et al. Docetaxel, oxaliplatin, and 5-fluorouracil for the treatment of metastatic or unresectable gastric or gastroesophageal junction (GEJ) adenocarcinomas: preliminary results

of a phase Ⅱ study//2009 Gastrointestinal Cancers Symposium. Alexandria, Virginia: American Society of Clinical Oncology, 2009: abstract 47.

[28] ELKERM Y M, ELSAID A, AL-BATRAN S, et al. Final results of a phase Ⅱ trial of docetaxel-carboplatin-FU in locally advanced gastric carcinoma//2008 Gastrointestinal Cancers Symposium. Alexandria, Virginia: American Society of Clinical Oncology, 2008: abstract 38.

[29] GUIMBAUD R, LOUVET C, RIES P, et al. Prospective, randomized, multicenter, phase Ⅲ study of fluorouracil, leucovorin, and irinotecan versus epirubicin, cisplatin, and capecitabine in advanced gastric adenocarcinoma: a French Intergroup (Fédération Francophone de Cancérologie Digestive, Fédération Nationale des Centres de Lutte Contre le Cancer, and Groupe Coopérateur Multidisciplinaire encologie) Study. J Clin Oncol, 2014, 32 (31): 3520-3526.

[30] WOLFF K, WEIN A, REULBACH U, et al. Weekly high-dose 5-fluorouracil as a 24-h infusion and sodium folinic acid (AIO regimen) plus irinotecan in patients with locally advanced nonresectable and metastatic adenocarcinoma or squamous cell carcinoma of the oesophagus: a phase Ⅱ trial. Anticancer Drugs, 2009, 20 (3): 165-173.

[31] OHTSU A, SHIMADA Y, SHIRAO K, et al. Randomized phase Ⅲ trial of fluorouracil alone versus fluorouracil plus cisplatin versus uracil and tegafur plus mitomycin in patients with unresectable, advanced gastric cancer: the Japan Clinical Oncology Group Study (JCOG9205). J Clin Oncol, 2003, 21 (1): 54-59.

[32] HONG Y S, SONG S Y, LEE S I, et al. A phase Ⅱ trial of capecitabine in previously untreated patients with advanced and/or metastatic gastric cancer. Ann Oncol, 2004, 15 (9): 1344-1347.

[33] ALBERTSSON M, JOHANSSON B, FRIESLAND S, et al. Phase Ⅱ studies on docetaxel alone every third week, or weekly in combination with gemcitabine in patients with primary locally advanced, metastatic, or recurrent esophageal cancer. Med Oncol, 2007, 24 (4): 407-412.

[34] FORD H E, MARSHALL A, BRIDGEWATER J A, et al. Docetaxel versus active symptom control for refractory oesophagogastric adenocarcinoma (COUGAR-02): an open-label, phase 3 randomised controlled trial. Lancet

Oncol, 2014, 15 (1): 78-86.

[35] AJANI J A, ILSON D H, DAUGHERTY K, et al. Activity of taxol in patients with squamous cell carcinoma and adenocarcinoma of the esophagus. J Natl Cancer Inst, 1994, 86 (14): 1086-1091.

[36] ILSON D H, WADLEIGH R G, LEICHMAN L P, et al. Paclitaxel given by a weekly 1-h infusion in advanced esophageal cancer. Ann Oncol, 2007, 18 (5): 898-902.

[37] MENG X, YANG X, HONG Y, et al. Anlotinib combined with benmelstobart as a chemo-free first-line treatment in advanced esophageal squamous cell carcinoma: an exploratory multicenter, single-arm phase Ⅱ clinical trial. Mol Cancer, 2025, 24 (1): 175.

[38] HUANG J, XU J M, CHEN Y, et al. Camrelizumab versus investigator's choice of chemotherapy as second-line therapy for advanced or metastatic oesophageal squamous cell carcinoma (ESCORT): a multicentre, randomised, open-label, phase 3 study. Lancet Oncol, 2020, 21 (6): 832-842.

[39] KOJIMA T, SHAH M A, MURO K, et al. Randomized phase Ⅲ KEYNOTE-181 study of pembrolizumab versus chemotherapy in advanced esophageal cancer. J Clin Oncol, 2020, 38 (35): 4138-4148.

[40] KANG Y K, BOKU N, SATOH T, et al. Nivolumab in patients with advanced gastric or gastro-oesophageal junction cancer refractory to, or intolerant of, at least two previous chemotherapy regimens (ONO-4538-12, ATTRACTION-2): a randomised, double-blind, placebo-controlled, phase 3 trial. Lancet, 2017, 390 (10111): 2461-2471.

[41] KATO K, CHO B C, TAKAHASHI M, et al. Nivolumab versus chemotherapy in patients with advanced oesophageal squamous cell carcinoma refractory or intolerant to previous chemotherapy (ATTRACTION-3): a multicentre, randomised, open-label, phase 3 trial. Lancet Oncol, 2019, 20 (11): 1506-1517.

[42] SHEN L, KATO K, KIM SB, et al. Tislelizumab versus chemotherapy as second-line treatment for advanced or metastatic esophageal squamous cell carcinoma (RATIONALE-302): a randomized phase Ⅲ study. J Clin Oncol, 2022, 40 (26): 3065-3076.

[43] XU R H, ZHANG Y, PAN H, et al. Efficacy and safety of weekly paclitaxel with or without ramucirumab as second-line therapy for the treatment of advanced gastric or gastroesophageal junction adenocarcinoma (RAINBOW-Asia): a randomised, multicentre, double-blind, phase 3 trial. Lancet Gastroenterol Hepatol, 2021, 6 (12): 1015-1024.
[44] LI J, HUANG M Z, DENG T, et al. Paclitaxel oral solution versus paclitaxel injection as second-line therapy in advanced gastric cancer: a randomized, open-label, non-inferiority phase 3 trial. J Clin Oncol, 2024, 42 (16_suppl): 4051.
[45] HIRONAKA S, UEDA S, YASUI H, et al. Randomized, open-label, phase Ⅲ study comparing irinotecan with paclitaxel in patients with advanced gastric cancer without severe peritoneal metastasis after failure of prior combination chemotherapy using fluoropyrimidine plus platinum: WJOG 4007 Trial. J Clin Oncol, 2013, 31 (35): 4438-4444.
[46] SYM S J, HONG J, PARK J, et al. A randomized phase Ⅱ study of biweekly irinotecan monotherapy or a combination of irinotecan plus 5-fluorouracil/leucovorin (mFOLFIRI) in patients with metastatic gastric adenocarcinoma refractory to or progressive after first-line chemotherapy. Cancer Chemother Pharmacol, 2013, 71 (2): 481-488.
[47] THUSS-PATIENCE P C, KRETZSCHMAR A, BICHEV D, et al. Survival advantage for irinotecan versus best supportive care as second-line chemotherapy in gastric cancer: a andomised phase Ⅲ study of the Arbeitsgemeinschaft Internistische Onkologie (AIO). Eur J Cancer, 2011, 47 (15): 2306-2314.
[48] FUCHS C S, MOORE M R, HARKER G, et al. Phase Ⅲ comparison of two irinotecan dosing regimens in second-line therapy of metastatic colorectal cancer. J Clin Oncol, 2003, 21 (5): 807-814.
[49] HUANG J, XU B, LIU Y, et al. Irinotecan plus S-1 versus S-1 in patients with previously treated recurrent or metastatic esophageal cancer (ESWN 01): a prospective randomized, multicenter, open-labeled phase 3 trial. Cancer Commun (Lond), 2019, 39 (1): 16.
[50] PENG Z, LIU T, WEI J, et al. Efficacy and safety of a novel anti-HER2 therapeutic antibody RC48 in patients with HER2-overexpressing, locally advanced or metastatic gastric or gastroesophageal junction cancer: a single-arm phase Ⅱ study. Cancer Commun (Lond), 2021, 41 (11): 1173-1182.

[51] SHITARA K, VAN CUTSEM E, GUMUS M, et al. Trastuzumab deruxtecan or ramucirumab plus paclitaxel in gastric cancer. N Engl J Med, 2025, 393 (4): 336-348.

[52] SHEN L, CHEN P, LU J, et, al. Trastuzumab deruxtecan (T-DXd) in Chinese patients with previously treated HER2-positive locally advanced/metastatic gastric cancer (GC) or gastroesophageal junction adenocarcinoma (GEJA): primary efficacy and safety from the phase Ⅱ single-arm DESTINY-Gastric06 (DG06) trial. Ann Oncol, 2023, 34 (Suppl_4): S1542-S1543.

[53] HUANG J, XIAO J, FANG W, et al. Anlotinib for previously treated advanced or metastatic esophageal squamous cell carcinoma: a double-blind randomized phase 2 trial. Cancer Med, 2021, 10 (5): 1681-1689.

[54] LI J, QIN S, XU J, et al. Randomized, double-blind, placebo-controlled phase Ⅲ trial of apatinib in patients with chemotherapy-refractory advanced or metastatic adenocarcinoma of the stomach or gastroesophageal junction. J Clin Oncol, 2016, 34 (13): 1448-1454.

[55] LI Y W, FENG H, REN P, et al. Safety and efficacy of apatinib monotherapy for unresectable, metastatic esophageal cancer: a single-arm, open-label, phase Ⅱ study. Oncologist, 2020, 25 (10): e1464-e1472.

[56] YUAN Y, ZHANG Y, SHI L, et al. Clinical research on albumin-bound paclitaxel-based chemotherapy for advanced esophageal cancer. Asian Pac J Cancer Prev, 2015, 16 (12): 4993-4996.

[57] MENG X, WU T, HONG Y, et al. Camrelizumab plus apatinib as second-line treatment for advanced oesophageal squamous cell carcinoma (CAP 02): a single-arm, open-label, phase 2 trial. Lancet Gastroenterol Hepatol, 2022, 7 (3): 245-253.

[58] HUANG J, LIU J, HONG Y, et al. P162 Preliminary results of the feasibility and tolerability of anlotinib plus PD-1 blockades among patients with previously immunotherapy treated advanced esophageal squamous cell carcinoma (ESCC): a retrospective exploratory study. Ann Oncol, 2023, 34 (suppl_1): S73.

[59] GAO X, XU N, LI Z, et al. Safety and antitumour activity of cadonilimab, an anti-PD-1/CTLA-4 bispecific antibody, for patients with advanced solid tumours (COMPASSION-03): a multicentre, open-label, phase 1b/2 trial. Lancet Oncol, 2023, 24 (10): 1134-1146.

2.3 食管癌的营养支持治疗

营养不良会严重影响食管癌患者对手术、放疗、化疗的耐受性。所有患者抗肿瘤治疗前均应进行营养风险筛查和营养状况评定。营养不良［6 个月内体重丢失>10%、体重指数（BMI）<18.5kg/m^2、PG-SGA≥9 分或无肝功能不全但血清白蛋白<30g/L］患者，建议人工营养治疗。摄入充足的营养可以防止肌肉质量损失、调节炎症和免疫反应、优化血糖控制，并提供营养素，促进向合成代谢状态的转变[1]。在抗肿瘤治疗中应定期进行营养评估和营养干预，以提高患者对治疗的耐受性，提高生活质量，改善生存预后[2-3]。

因食管癌患者的肠道消化功能正常，因此首先推荐肠内营养，肠外营养仅作为肠内营养不足时的补充。肠内营养首选口服营养补充（ONS），其次为管饲（包括鼻饲或胃造瘘、肠造瘘）[4]。食管癌经口进食困难者，肠内营养应尽早通过管饲给予。每日能量需要按 25~30kcal/（kg·d）（1kcal=4.184kJ）来估算，蛋白质摄入量为 1.5~2.0g/（kg·d）。适量补充谷氨酰胺可减轻黏膜反应，促进黏膜修复[5]。

参考文献

［1］WEIMANN A, BRAGA M, CARLI F, et al. ESPEN Guideline: clinical nutrition in surgery. Clin Nutr, 2017, 36 (3): 623-650.

［2］吕家华 , 李涛 , 朱广迎 , 等 . 肠内营养对食管癌同步放化疗患者营养状况、不良反应和近期疗效影响 : 前瞻性、多中心、随机对照临床研究 (NCT02399306). 中华放射肿瘤学杂志 , 2018, 27 (1): 44-48.

［3］COTOGNI P, PEDRAZZOLI P, DE WAELE E, et al. Nutritional therapy in cancer patients receiving chemoradiotherapy: should we need stronger recommendations to act for improving outcomes. J Cancer, 2019, 10 (18): 4318-4325.

[4] YU F J, SHIH H Y, WU C Y, et al. Enteral nutrition and quality of life in patients undergoing chemoradiotherapy for esophageal carcinoma: a comparison of nasogastric tube, esophageal stent, and ostomy tube feeding. Gastrointest Endosc, 2018, 88 (1): 21-31.

[5] ANDERSON PM, LALLA RV. Glutamine for amelioration of radiation and chemotherapy associated mucositis during cancer therapy. Nutrients, 2020, 12 (6): 1675.

3　食管癌的随访

食管癌的随访[1-3]

目的[a，b]	随访频率与内容	Ⅰ级推荐	Ⅱ级推荐	Ⅲ级推荐
Ⅰ期食管癌内镜术后	随访频率		内镜切除后第1~2年：每3~6个月复查一次；内镜切除术后第3~5年：每6~12个月复查一次，若无残留复发，此后每年复查一次	
	随访内容	病史及体格检查 （颈）胸、腹部增强CT扫描[d] 颈部超声 内镜检查、碘染色及活检	超声内镜 PET/CT HER-2检测	
食管癌R0切除术后/食管癌放化疗后	随访频率		术后/放化疗后第1~2年：每3~6个月复查一次；第3~5年：每6个月复查一次；第5年后每年复查一次	
	随访内容	病史及体格检查 上消化道造影[c] （颈）胸、腹部增强CT扫描[d] 颈部超声 内镜检查[e]	（颈）胸腹部平扫CT扫描[d] 颈部超声 腹部超声	PET/CT[f]

【注释】

a 随访 / 监测的主要目的是发现可以接受潜在根治为目的治疗的转移复发，尚无高级别循证医学证据推荐最佳的随访 / 监测策略。

b 如果患者身体状况不允许接受复发后的抗肿瘤治疗，则不主张对患者进行常规肿瘤随访 / 监测。

c 上消化道造影术后可不作为常规，推荐用于有相关症状的患者，应包括残端食管及胸、胃。如果残端食管发现新发病变或出现吻合口狭窄（或充盈缺损），需要进行内镜检查。食管造影包括下咽及全段食管，如果发现食管病变复发，需要进行内镜检查。

d 应该使用静脉注射和口服对比增强。颈段或胸段食管癌距环咽肌<5cm 时应行颈部 / 胸部 / 腹部 CT。如果患者（颈部）胸部 / 腹腔 CT 不能完成，或有 CT 静脉造影的禁忌证，可以考虑（颈部）胸部 / 腹腔平扫 CT、颈部及腹部超声。

e 内镜检查：对于术后患者，如果有症状或其他检查发现可疑吻合口或胸、胃复发，可再行内镜检查以明确诊断；对于未行手术的患者，可每年复查一次内镜。

f 不推荐 PET/CT 作为食管癌随访的常规检查手段。

参考文献

[1] 李兆申，王贵齐. 中国早期食管癌筛查及内镜诊治专家共识意见 (2014 年 · 北京). 中华消化内镜杂志，2015, 32 (4): 220-240.

[2] KITAGAWA Y, UNO T, OYAMA T, et al. Esophageal cancer practice guidelines 2017 edited by the Japan Esophageal

Society: Part 2. Esophagus, 2019, 16 (1): 25-43.
[3] AJANI J A, D'AMICO T A, BENTREM D J, et al. NCCN Clinical Practice Guidelines in Oncology: esophageal and esophagogastric junction cancers, Version 1. 2020. Plymouth Meeting, PA: National Comprehensive Cancer Network, 2020.